乳房整形：
乳房填充、调整及重建的综合评估及整形

Shaping the Breast:
A Comprehensive Approach in Augmentation, Revision, and Reconstruction

主编

（美）基亚·莫瓦萨吉（Kiya Movassaghi）

主译

吕　青　谭秋雯

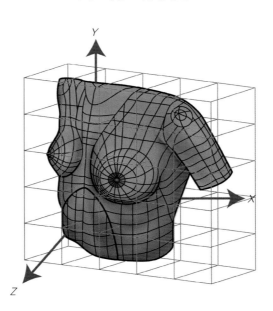

北方联合出版传媒（集团）股份有限公司

辽宁科学技术出版社

·沈　阳·

First published in English under the title
Shaping the Breast: A Comprehensive Approach in Augmentation, Revision, and Reconstruction
edited by Kiya Movassaghi
Copyright © Springer Nature Switzerland AG, 2021
This edition has been translated and published under licence from
Springer Nature Switzerland AG.

©2023 辽宁科学技术出版社。
著作权合同登记号：第 06-2017-287 号。

图书在版编目（CIP）数据

乳房整形：乳房填充、调整及重建的综合评估及整形 /（美）基亚·莫瓦萨吉（Kiya Movassaghi）主编；吕青，谭秋雯主译 . —沈阳：辽宁科学技术出版社，2023.7
ISBN 978-7-5591-3009-9

Ⅰ . ①乳…　Ⅱ . ①基…　②吕…　③谭…　Ⅲ . ①乳房—整形外科学　Ⅳ . ①R655.8

中国国家版本馆CIP数据核字（2023）第089809号

出版发行：辽宁科学技术出版社
　　　　　（地址：沈阳市和平区十一纬路25号　邮编：110003）
印 刷 者：辽宁新华印务有限公司
经 销 者：各地新华书店
幅面尺寸：210 mm × 285 mm
印　　张：9.25
插　　页：4
字　　数：260千字
出版时间：2023 年 7 月第 1 版
印刷时间：2023 年 7 月第 1 次印刷
责任编辑：凌　敏
封面设计：刘　彬
版式设计：袁　舒
责任校对：闻　洋

书　　号：ISBN 978-7-5591-3009-9
定　　价：148.00元

投稿热线：024-23284363
邮购热线：024-23284502
邮　　箱：lingmin19@163.com
http://www.lnkj.com.cn

此书献给我的父亲——医学博士 Amir-Houshang Movassaghi。他的善良、对他人的关怀，以及对医学的热情指引了我人生的道路。他对个人潜力孜孜不倦地挖掘成为我恒久灵感的来源。他的座右铭是："当你热爱你的工作时，你就不是在工作了。"我亦深以为然。

此书献给我深爱的两个儿子——Nima 和 Aria。他们带给我无尽的快乐，让我成为一个更好的人。

此书献给我最好的朋友——我的妻子 Niloo。她是我永远的伴侣，她给了我智慧、力量、安慰、支持和忠诚。她那如流水般无时无刻不在的爱包围着我，也让她遇到的每个人的生活变得丰富多彩。每每因为写书至深夜回家时，总会有人在那迎接我。

此书还要献给我的患者，是他们的信任给了我用手术来帮助他们的神圣机会。能够参与到他们的外科治疗之中我深感荣幸。

Kiya Movassaghi

原版序

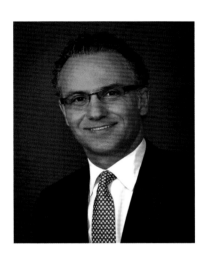

Kiya Movassaghi，医学博士
整形外科
美国俄勒冈健康与科学大学
美国俄勒冈州波特兰

　　编写《乳房整形：乳房填充、调整及重建的综合评估及整形》这本书源于我在住院医师和后来的执业外科医生阶段在乳房手术方面产生的遗憾。由于缺乏明确的引导以系统地学习乳房手术的基本原理，因而难以获得最佳的手术效果。尽管已有大量关于乳房手术的出版物，但我觉得仍缺乏一类易于上手且将所有手术过程整合在一起的图书。通过观察、手术经验的积累和设备的更新，我的乳房手术方法已经从让乳房"丰满"演变为"塑造"乳房了，这也是本书最根本的出发点。

　　本书第一章广泛且深入地介绍了乳房整形手术的最佳流程。它向读者介绍了一个成功的乳房整形手术应该包括患者访谈、体格检查、生物维度规划、手术标记、手术操作以及术后护理。第二章在第一章内容的基础上系统性地梳理了隆乳固定术，这是乳房整形手术中最具挑战性的手术之一。第三章介绍了在乳房手术中日渐重要的自体脂肪移植术，重点强调复合隆乳术。它为读者展示了可以通过自体脂肪移植实现的可预期的逼真效果。第四章讨论了乳房重建这一进展迅速的领域，内容涵盖了异体乳房重建和自体乳房重建，并提供翔实的参考资料。第五章汇集了在前四章中介绍的所有原则，并将它们应用于非常具有挑战性且常见的病例中。此外，本章还介绍了一些操作小技巧。

　　没有一本教科书可以如此广泛地对乳房整形重建进行百科全书式的梳理。本书旨在为各层次的医生提供有用的基本信息，以有利于自我修正和学习。本书主编根据各位作者的经验、热情和教学技巧邀请他们撰写相应的章节。你会发现他们是各自领域的领军人物。能与这群敬业的老师和外科医生一起工作是我的荣幸。我希望您的患者将从他们的努力中受益。

Kiya Movassaghi

美国俄勒冈州波特兰市

致谢

我有幸在哈佛联合整形外科项目中跟随非常优秀的整形外科专家学习。他们教会了我批判性思维技能，并总是鼓励我突破整形手术的极限。我要特别感谢 Joseph Murphy 博士（已故）、Francis Wolfort 博士（已故）、Robert Goldwyn 博士（已故）、James May 博士、Michael Yaremchuk 博士、Elof Eriksson 博士、Joseph Upton 博士、Julian Pribaz 博士和 John Mulliken 博士。我也十分幸运地有机会向马萨诸塞州总医院的一些传奇的颌面外科医生学习，特别是 Walter Guralnick 博士（已故）、Bruce Donoff 博士和 Leonard Kaban 博士。

此外，本书是在我两次拜访瑞典斯德哥尔摩 Charles Randquist 博士的基础上完成的。他非常亲切，是乳房手术领域的远见卓识者。

最后，感谢我的美学伙伴，他们为我的世界带来了活力、亮点和新想法，并在此过程中帮助我提高了技能和感悟力。

Kiya Movassaghi

译者序

爱美之心人皆有之，向往美、追求美是人的本性使然。乳房外形美是女性人体美的重要组成部分。随着人们对自身形态美的需求日益增加，业界诞生了一个"年轻"而"古老"的学科——美容整形外科，它的出现不断地提升人们的生活质量和自信。

随着社会文明的进步，健康人群在乳房外形提升上投入越来越多的关注；同时，随着乳腺疾病发病率的逐年增加，乳腺癌外科治疗时或治疗后的乳房重建，已逐渐成为乳腺专科医生的家常便饭，并且还在其中扮演了关键的角色。乳腺癌的综合管理不再仅仅是单纯的病理疾病治疗，而是要在肿瘤安全的前提下尽量恢复患者的生理和心理健康，乳房美学的完美维护和重建是患者心理健康的重要保障，会给患者带来自信、愉悦和良好的家庭及社会的回归感。

整形外科医生需要有高超的技术和丰富的经验。目前已有大量的关于乳房手术的图书，而对于乳房整形领域的初学者，仍缺乏提纲挈领的、以精悍短小的文字引导读者快速入门的读物。本书广泛且深入地梳理乳房整形和重建的最佳流程，以独立章节分别介绍了隆乳术、隆乳固定术和自体脂肪移植术的美学优化方法，以及乳房切除后乳房重建手术的美学优化策略，特别是还辅以众多具有挑战性的真实病例，详细地阐释了关键技术细节的临床应用，让人豁然开朗。

本书源自整形外科领域经验丰富的领军人物，他们以深入浅出的文字对乳房整形、重建领域进行百科全书式的介绍。翻译本书不仅需要较高的医学英语水平，还需要对乳房整形外科有充足的知识储备。尽管我和我的团队能力尚有欠缺，但是有赖于30余年的临床经验积累和勤奋认真的学习态度，我们终于顺利地完成了本书的翻译工作，在此感谢所有在本书翻译过程中给予我们指导和帮助的专家同道，感谢我的团队成员！同时，由于东西方文化及语言表达差异和个人手术习惯的差异，在本书翻译中可能有些不妥之处，希望读者们甄别、思考，并赐予批评指正。

希望这本书可以帮到每一位在乳房整形、重建领域不懈追求的同行。

四川大学华西医院乳腺疾病中心　　吕青

成都

主译简介

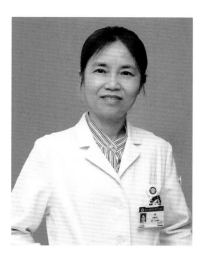

吕青，女，1963 年出生，1985 年毕业于华西医科大学医学系。主任医师、博士和硕士研究生导师，首任四川大学华西医院乳腺外科主任，现任四川大学华西医院乳腺疾病中心学科主任。精业不怠、务实温暖，深受患者喜爱。擅长乳腺疾病的早期诊断及鉴别诊断、乳腺肿瘤的区域淋巴结个体化治疗、腔镜辅助乳腺肿瘤无痕化手术及个体化乳房重建，为风靡全国的华西单孔非溶脂乳腺腔镜技术之路的开拓者。长期从事乳腺癌预防与乳腺疾病和人群乳腺健康智能化管理及组织工程软组织修复的基础研究，发表专业论著 70 余篇，SCI 40 余篇。第十一、十四届中共四川省委、四川省人民政府学术和技术带头人，四川省医师协会、医学会乳腺专业会长及主委，中国医师协会及中国抗癌协会相关专委会常委等。曾荣获四川省妇联"三八"红旗手、省医药卫生系统先进个人、四川大学十佳医德奖及优秀医务工作者、四川大学华西医院院级先进个人、华西临床医学院最受学生喜爱的研究生导师等荣誉。

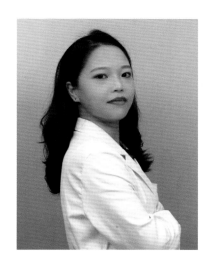

谭秋雯，女，1989 年 11 月出生，四川大学华西医院乳腺疾病中心乳腺外科医生，临床医学博士，生物医学工程博士后，四川大学硕士研究生导师。《中国修复重建外科杂志》青年编委、《中华乳腺病杂志电子版》通讯编委、《中华生物医学工程杂志》中青年编委。四川省医师协会第一届乳腺专业分会秘书兼青年委员会委员、四川省女医师协会乳腺疾病专业委员会委员兼秘书、中国抗癌协会肿瘤标志专业委员会肿瘤多学科诊断协作组委员、长江学术带乳腺联盟委员。

译者名单

主　译

吕　青　谭秋雯

参译者（以姓氏拼音排序）

贺　涛　四川大学华西临床医学院

焦怡乐　四川大学华西临床医学院

吕　青　四川大学华西医院

谭秋雯　四川大学华西医院

邬　昊　四川大学华西医院

徐　莉　四川大学华西临床医学院

周　宸　四川大学华西临床医学院

编者名单

Louis P. Bucky, MD Bucky Plastic Surgery, Ardmore, PA, USA

M. Bradley Calobrace, MD, FACS CaloAesthetics Plastic Surgery Center, Louisville, KY, USA

University of Louisville Division of Plastic Surgery, Louisville, KY, USA

University of Kentucky Division of Plastic Surgery, Louisville, KY, USA

Jenna Cusic, MD Aesthetic Surgery Fellow, Movassaghi Plastic Surgery, Eugene, OR, USA

Chet Mays, MD CaloAesthetics Plastic Surgery Center, Louisville, KY, USA

University of Louisville Division of Plastic Surgery, Louisville, KY, USA

Kiya Movassaghi, MD, DMD, FACS Clinical Assistant Professor of Plastic Surgery, Oregon Health & Science University, Portland, OR, USA

Movassaghi Plastic Surgery & Ziba Medical Spa, Eugene, OR, USA

ASAPS Endorsed Aesthetic Fellowship, Eugene, OR, USA

Maurice Y. Nahabedian, MD Department of Plastic Surgery, Virginia Commonwealth University–Inova Branch, McLean, VA, USA

Kevin J. Shultz, MD Upstate Plastic Surgery, Greer, SC, USA

James M. Smartt Jr, MD Bucky Plastic Surgery, Ardmore, PA, USA

缩写

英文名	中文名
acellular dermal matrix (ADM)	脱细胞真皮基质
areolar diameters (AD)	乳晕直径
augmentation mastopexy technique	隆乳固定术
autologous fat grafting	自体脂肪移植
autologous reconstruction	自体组织重建
bilateral augmentation	双侧隆乳
bilateral DP2 submuscular breast augmentation	双侧双平面胸肌下隆乳术
bilateral subfascial breast augmentation	双侧筋膜下隆乳术
bilateral submuscular breast augmentation	双侧胸肌下隆乳术
breast augmentation	隆乳术
breast implant associated–anaplastic large cell lymphoma (BIA–ALCL)	乳房假体相关的间变性大细胞淋巴瘤
breast prosthesis	乳房假体
circumareolar mastopexy	环乳晕乳房固定术
circumvertical mastopexy	环形垂直乳房固定术
circumvertical with inverted–T skin excision	环形垂直联合倒 T 形皮肤切除
composite breast augmentation	复合性隆乳
constricted lower pole	缩窄的乳房下极
deep fascial sling	深筋膜悬吊术
delayed reconstruction	延期重建
DIEP flap	腹壁下深动脉穿支皮瓣
double–bubble deformity (DBD)	双下极畸形
existing base width (EBW)	实际基部宽度
fat harvest	脂肪获取
fat necrosis	脂肪坏死
gluteal flaps	股皮瓣
IGAP flap	臀下动脉穿支皮瓣
immediate reconstruction	即刻重建
inframammary fold (IMF)	乳房下皱襞
latissimus dorsi reconstruction	背阔肌重建

续表

英文名	中文名
liposuction	吸脂
mastopexy	乳房固定术
needle band release (NBR)	带状点注射（游离脂肪移植时的注射技术）
N–IMF distance	乳头到乳房下皱襞距离
nipple to mid sternum distance (N–ST distance)	乳头到胸骨中部的距离
nipple–sparing mastectomy	保留乳头的乳腺切除术
PAP flap	股深动脉穿支皮瓣
prepectoral implant placement	胸肌前假体植入
SGAP flap	臀上动脉穿支皮瓣
SIEA flap	腹壁下浅动脉皮瓣
sternal notch to nipple distance (SN–N distance)	胸骨切迹至乳头的距离
superficial fascial system	浅筋膜系统
TMG flaps	横向股薄肌肌皮瓣
TRAM flap	横行腹直肌皮瓣
true base width (TBW)	真实基底宽度
TUG flaps	横向上股薄肌肌皮瓣
vertical excess (VE)	垂直冗余

目录

第一章　乳房整形：优化隆乳效果

Kiya Movassaghi，Jenna Cusic
邬　昊　谭秋雯　吕　青　译

介绍

　　乳房植入物（假体）常用于隆乳术和乳房重建术。随着假体制造技术和外科手术技术的进步，患者和外科医生对乳房重建术后效果的期望也不断提高。隆乳术已成为全世界最常见的整形手术之一，仅在美国年手术量超过 30 万例。

　　乳房重建术和隆乳术的迅速发展势必带来二次乳房修复手术的增加，再次手术率可高达 30%～40%。修复手术最常见的原因包括包膜挛缩、假体异位 / 移位、乳房不对称、假体破裂、患者对乳房大小不满意、乳房下垂、假体皱褶 / 波纹征或血肿 / 血清肿。为了提升和改善隆乳术和乳房重建术的术后效果，外科医生必须不断努力以减少术后并发症发生率和再次手术率，并获得可预期的长期效果，提升患者体验。在假体选择和术前谈话过程中，外科医生与患者的沟通应遵守某些原则。只有坚持基本原则，才能获得术后效果的提升，这将是本章的重点。成功的假体隆乳手术有 3 个决定因素：患者因素、假体因素和手术因素。

患者因素

　　和其他手术一样，隆乳过程应从最初的咨询开始。在医患沟通过程中，医生必须评估与患者心理状态和身体特征相关的多个因素。任何类型的美学手术方式选择的核心都是保证患者的健康和安全。外科

K. Movassaghi (✉)
Clinical Assistant Professor of Plastic Surgery, Oregon Health & Science University, Portland, OR, USA

Movassaghi Plastic Surgery & Ziba Medical Spa, Eugene, OR, USA

ASAPS Endorsed Aesthetic Fellowship, Eugene, OR, USA
e-mail: kiya@drmovassaghi.com

J. Cusic
Aesthetic Surgery Fellow, Movassaghi Plastic Surgery, Eugene, OR, USA

© Springer Nature Switzerland AG 2021
K. Movassaghi (ed.), *Shaping the Breast*, https://doi.org/10.1007/978-3-030-59777-1_1

医生和工作人员必须能够明确患者是否处于冲动和情绪不稳定状态。未满18岁的患者不能在没有父母陪同的情况下进行手术咨询。18岁及以上的患者可以使用生理盐水假体进行隆乳，22岁及以上的患者可以使用硅凝胶假体进行隆乳。任何年龄的患者都可以使用生理盐水或硅凝胶假体进行乳房重建。

正确地选择患者是困难的。它需要语言的沟通技巧、真诚地关心患者，以及倾听能力。虽然其中一些能力可以通过在学院系统地学习及培训，但成功地选择患者也需要大量的经验积累。因此，对于年轻的整形外科医生来说，有合适的导师指导是非常重要的。错误地安排患者进行手术将对患者、外科医生和手术实践造成不利影响。有时，最好的手术是从未做过手术。

病史

在作者的实践中，外科医生和麻醉医生会仔细评估患者的身体健康状况。若预计手术的医疗风险低，则可以安排手术。此外，如果患者有持续的精神疾病，应该从她的主治医生那里获得相应的治疗记录，明确她是否适合手术，并确定手术不会造成精神疾病的病情恶化。

患者动机

在医患沟通过程中必须确定患者本人是否有坚定的隆乳手术意愿。隆乳手术的决策不应该是一时冲动的决定，患者应该花费大量时间评估隆乳手术及其相关风险。患者应该对她的决定感到笃定且毫不犹豫。此外，尽管许多患者会说对是否进行该手术的问题她们已经考虑很久了，但标准问题始终应该是"你为什么决定现在做这个手术？"

重要的是，手术医生始终应该了解患者是否处于稳定的社交环境中，例如她最近有没有经历过离婚等情感创伤。

体像障碍

在做出是否进行任何整形手术决策时，重要的是要排除患有体像障碍的患者，因为手术只会加重她们的病情。一般通过医患沟通可以发现患者是否患有体像障碍，但有时需要一些好的问题来协助筛查判断。如果患者有贪食或厌食病史，应确保患者在医患沟通前至少6个月内维持健康状态。

身体特征

患者胸壁的特征、现有乳房情况，以及既往乳房手术史对术后的最终效果有很大的影响。了解解剖结构的差异并选择正确的假体是必要的。

近几十年来，市场上假体的种类不断增多。不同制造商生产的多种假体有不同的填充率、轮廓（低、中、高、超高）、黏滞性（低黏度、中黏度、高黏度）。不同形状（泪滴形与圆形）的假体有多种可选择的高度、宽度、凸度和表面处理工艺（光面、微纹理和粗纹理）。经过仔细评估后我们可以找到符合患者要求和解剖学特征的假体。虽然可用的假体型号之多可能令人生畏，但由于同一人群中女性的胸壁形态和乳房大小通常差别不大，因此只需相对较少的假体型号就可以满足大多数隆乳病例的需求。根据作者的经验，可以使用选定的几类假体进行大部分隆乳手术。此外，由于假体的多样性，才可能找到适合每个患者特征和期望的假体；甚至在对严重的双乳不对称患者进行微调和矫正时，丰富的假体型号也成为助力外科医生不断追求完美的工具。

患者的期望和要求

患者寻求乳房假体植入手术的原因必须用患者自己的语言来表达。然而，外科医生必须明确患者的某些描述性语句的真实含义，例如：很多时候当患者表示希望获得更"自然的结果"时，她们可能不是指水滴形的假体，而是指柔软但有圆形上极的假体；同样，很多时候当患者要求"上提乳房"时，其实是希望乳房上极更丰满，甚至乳房基底更宽阔。通常，一张她认为有吸引力的预期效果图片可以更好地帮助医生确定她的真实期望。

尽管假体的特定体积、形状和材料最终是由患者选择的，但外科医生始终有责任告知患者，根据其特定身体特征最终可以做出哪种形状的乳房。让患者参与假体选择并不增加长期不良后果的风险，但这个过程需要一种微妙的平衡。有时患者可能对手术抱有不切实际的期望，使得她们不适合进行手术，例如，一个非常瘦且乳房下垂的患者需要行胸肌后假体植入隆乳术，但患者拒绝进行必要的乳房固定手术。另一个例子是，患者希望植入的假体非常大而可能导致术后外观看起来不相称。更重要的是，过大的假体可能对周围组织造成过大的压力，外科医生应根据患者期待的最终形状和体积、胸壁及现有乳腺组织的情况选择假体。如果经过这个过程后患者所期望的假体仍然不合理，外科医生就应拒绝这种手术。外科医生还必须提醒患者，在选择假体时短期满意有时并不等同于长期持久的满意。

坚决要求极小假体的情况要少得多。太小或形状不适宜的假体也可能导致不满意的美学效果。

患者告知和教育

患者要求的假体是太小或是太大当然是一个非常主观的意见。然而，为了在减少并发症发生率和再次手术率的同时争取最大的满意度，我们需要告知患者关于体积分布的重要性，而不是体积的绝对量，也就是要告知患者相同体积的假体并没有相同毫升数在假体各个径线上的不同分配对外形的影响大。例如，200mL高黏度圆形假体、低黏度圆形假体或水滴形假体在偏瘦患者中会有不同的外观效果，特别是在乳房上极和乳房凸度的表现上（图1.1、图1.2）。

术前是患者教育至关重要的阶段。此时的信息交流可以通过互联网和咨询来完成。患者和外科医生通过计算机分析查看患者的照片，并分析与手术计划相关的解剖学特征，这时需要确保患者充分了解外科医生的想法和规划（图1.3），并将这些照片作为病历记录的一部分保存。

作为知情同意的一部分，必须让患者了解与假体有关的所有问题，例如包膜挛缩、波纹征/假体可见、假体破裂、假体移位、乳房假体相关的间变性大细胞淋巴瘤（breast implant associated-anaplastic large cell lymphoma，BIA-ALCL），以及所有假体隆乳后都可能出现的乳房假体相关并发症（breast implant illness，BII）。术前须让患者明白在未来的某个时候可能需要进行再次手术，并且假体不是永久性的。FDA建议在假体植入术后6年，每隔2~3年使用MRI或高分辨率超声对硅凝胶假体是否

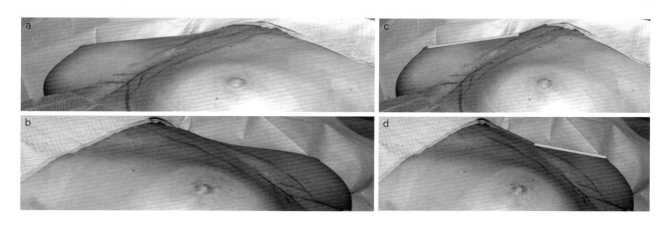

图 1.1　体积相同但形状不同的假体胸肌后隆乳。右侧（a）使用 $Y > X$ 的高型水滴形假体，左侧（b）使用 $X=Y$ 的圆形假体。注意两个形状不同但体积相同的假体乳房上极分布体积的差异（c、d）

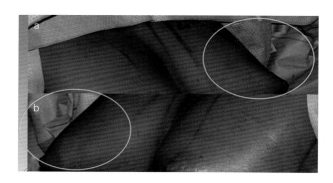

图 1.2　体积相同但形状不同的假体胸肌后隆乳。左侧（a）使用 $Y > X$ 的低凸度高型水滴形假体，右侧（b）使用 $X=Y$ 的高凸度圆形假体。注意上极分布体积的不同

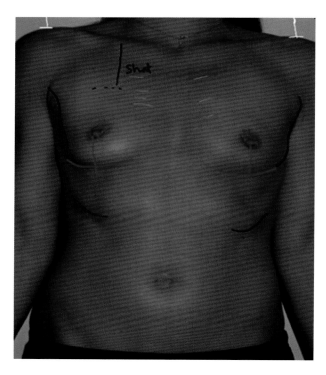

图 1.3　典型的术前访视图，包括计算机分析、讨论和记录患者独特的解剖学特征及其对术后结果的潜在影响。该患者患有脊柱侧弯、肩部不对称、乳房在胸部的位置偏高、皮下脂肪薄、肋骨可见、乳头、乳房下皱襞和肋缘不对称

破裂进行筛查。这项建议是基于数据显示假体植入术后 5~6 年破裂率较高。然而，既往研究亦提示患者对 MRI 检查的依从性较差。

假体因素

在一个成功的假体隆乳术中，假体是最重要的影响因素。"所有假体都是一样的"观点是不正确

的。假体的表面、外壳材质、内容物和形状非常重要。为了达到最佳效果，我们必须了解每种假体的适应证、局限性和替代品。假体的评价包括两个方面：安全性（毒性、免疫原性、致畸性、致癌性）和有效性（包膜挛缩、假体外露、可触及和波纹征、囊袋稳定）。光面假体和毛面假体之间的共同特点都是有效和安全的（对于 BIA-ALCL）。为什么要针对不同的情况考虑不同的假体呢？众所周知，无论何种类型的假体，具有健康软组织覆盖的假体美容效果都较好，但对于某些特殊情况的术后效果如何呢？例如乳腺组织薄且伸展的下垂乳房、非常瘦的患者、复发性假体移位、管状乳房畸形／小乳房，以及乳房再造的情况。这些类型的病例可能会受益于更优化的术前规划和假体选择。

囊袋控制

为了获得令人满意且持久的效果，必须控制好假体囊袋。囊袋控制的原则需符合摩擦力（稳定性）和牛顿第三定律（本质是控制组织扩张）。摩擦力对于维持假体的稳定性是至关重要的，假体与周围组织之间的摩擦力越大，假体的稳定性就越高。摩擦力定义如下：

$$摩擦力 = \mu N$$

其中，μ 是摩擦系数，N 是将两个物体压在一起的力。μ 与使用的材料直接相关（与光面假体相比，所有毛面假体都具有更高的 μ），而 N 与囊袋内假体的充盈度、假体的内聚力和精确的囊袋设计直接相关。内聚力越高，充盈度越高，囊袋就越紧，N 也就越大。

牛顿第三定律指出，每个力都有一个反作用力。这是控制组织扩张的指导原则（图 1.4）。

当被周围组织挤压时，更高黏度毛面假体变形更少，因此具有更强的作用力、反作用力。这使得组织扩张更加可控。相比之下，内部低黏度且填充不足的光面假体与周围组织的作用力、反作用力较弱，从而导致组织扩张不受控。随着时间的推移，光滑的圆形／无黏度假体会因重力作用而向下（站立时）和侧向（仰卧时）移位，导致组织扩张不受控。另外，毛面假体／高黏度硅凝胶假体（圆形或解剖型）在组织扩张方面最可控。一些患者和假体的因素可导致乳房下极扩张不足及不可控的组织扩张，这些因素包括：假体表面纹理、内部黏度、高充盈度、硅凝胶假体、较小和较低凸度的假体，以及较紧致的乳房皮肤。

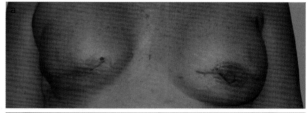
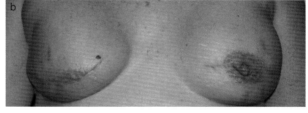

图 1.4　该患者接受了右侧保留皮肤的乳房切除术＋左侧保留乳头乳晕的乳房切除术，组织扩张器植入Ⅰ期乳房重建。a 为扩容结束时拍的，b 为 4 个月后Ⅱ期乳房重建之前拍的。可以看到在双侧下极，尤其是右侧下极已经发生了可控的组织扩张

体格检查

对患者躯干的前后部均需评估。除乳房检查和测量之外，胸壁形状因可能会影响假体选择，所以也

很重要。肩部水平和脊柱侧弯的存在、肋骨的弯曲度（凸或凹）、腋窝皱襞和尾部的弧度、胸骨形状和肋骨的可见程度都应被评估和记录。脊柱侧弯可能导致乳房下皱襞、乳头位置和腋窝轮廓的不对称。脊柱侧弯会导致垂直方向的乳房不对称，需要通过调整假体位置，以尽量减少这种不对称性。同样，脊柱旋转可能导致肋骨的外凸或内凹，从而导致乳房上极过度丰满或平坦，以及乳房的外凸。若患者胸骨形状变化，代表疾病有漏斗胸和鸡胸，也需要在假体选择时进行一些调整。某些胸廓形状更容易导致假体移位的发生，如：圆形胸廓形状可导致隆乳后乳房横向偏移，乳房外展更显著，这种情况下若行胸肌下假体植入，由于胸大肌对假体外侧控制力不满意，可导致假体向外侧移位；类似地，由于内侧倾斜，漏斗胸形状会促进假体内侧移位；矩形胸廓使轴线平行，因此术后乳房看起来更靠近；如果左右胸廓形状或凸度存在差异，会造成乳房基底的不同，因此对于相同体积的乳房，应选择不同尺寸的假体（图 1.5）。

锁骨中点至乳房上极（CL-BR）之间的距离为上胸部高度，它可能会影响适合患者的假体纵向高度。最后，必须评估乳房在胸壁上所处的位置是低、中或是高（图 1.6）。

图 1.5 胸壁解剖结构影响假体所在的平面，继而影响双侧乳房的对称性、乳房轴线，并加剧某些假体移位（经 Wolters Kluwer Health, Inc.许可使用，来自 Rehnke 等）

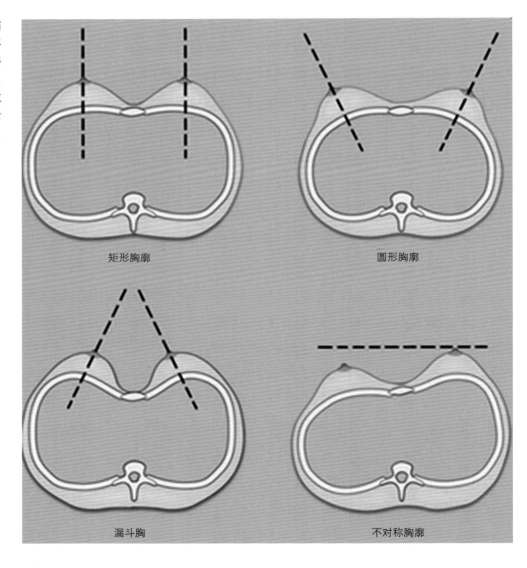

矩形胸廓　　　　　　　　圆形胸廓

漏斗胸　　　　　　　　　不对称胸廓

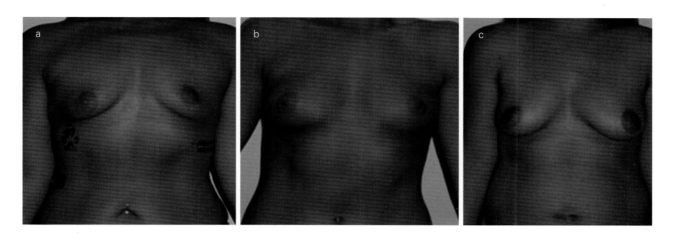

图 1.6　乳房在胸壁可以有高（a）、中（b）和低（c）不同的位置。这极大地影响了假体的选择和最终术后结果

接下来应完成乳房测量。包括乳房分布范围的真实基底宽度（true base width，TBW）和可见的乳房轮廓即乳峰的实际基部宽度（existing base width，EBW），放松和最大拉伸下乳头至乳房下皱襞的距离（N-IMF distance），乳晕直径（areolar diameters，AD；横向和垂直径向），胸骨切迹至乳头的距离（sternal notch to nipple distance，SN-N distance）、乳头至胸骨中部的距离（nipple to mid sternum distance，N-ST distance），乳房外侧、内侧和上侧组织测量，乳头拉伸试验，以及在患者乳房下垂时纵向剩余量（图 1.7、图 1.8）。

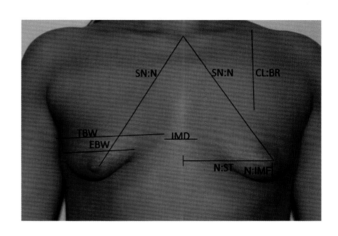

图 1.7　乳房的测量

假体选择

测量完成后即需进入假体选择过程。假体选择过程涉及外科医生对患者期望的理解，以及对患者胸壁和乳房的仔细评估。为了了解患者的需求，外科医生必须保持专注并使用标准问题以协助判断，例如"描述您理想的乳房形状"。患者常常混淆总体大小和分布体积。她们可能会说："我不想太大"或"我想看起来自然"，但是当与她们进一步讨论时，就会发现她们想要"更丰满和更圆润"的上极。有时我们会发现患者带来她们喜欢的乳房照片会对沟通很有帮助。

术前讨论最好在温馨安静的环境中进行，在镜子前，患者有机会表达她的愿望。然后考虑假体的尺寸和形状、假体表面、假体内容物、黏度和充盈度。与任何其他三维结构一样，假体具有 X、Y 和 Z 3 个维度，其中 X 是宽度，Y 是高度，Z 是凸度。X 是假体选择时最重要且最不可将就的尺寸，因为它由乳房真实基底宽度（TBW）和乳腺组织的厚度决定。通过选择不过宽的假体可以最大限度地降低未来出现波纹征、假体可见、假体可触及或皮肤紧绷等问题的风险。X 由以下公式确定：

X=TBW– 乳腺组织厚度

乳腺组织厚度 =1/2（内侧皮肤挤压厚度 + 外侧皮肤挤压厚度）

SN–N 和 CL–BR 距离、上胸部解剖学特征、凸度，以及患者对上极丰满度的要求等因素提供了假体应具有的 *Y* 轴。显然，对于圆形假体 *X* 和 *Y* 是相同的。因此，在上胸短或乳房位置高的情况下，必须小心地避免假体过宽或黏度过高。在这种情况下，*X* 合适的圆形假体（*X*=*Y*）将导致相对过高的 *Y*。此时，可以选择 *Y* 比 *X* 短的水滴形假体来解决上胸部较短的问题（图 1.9、图 1.10）。

Z 是最好协商的径线，因为它是患者对假体特定尺寸的要求。通过患者在胸罩下试用假体试模完成，紧身 T 恤就充当了"第二个皮肤"的作用（图 1.11）。一旦患者确定了她想要的凸度，外科医生就可以根据她的测量值和她想要的假体类型，使用 *Z* 估计值来选择假体对应的 *X* 和 *Y*。

除了非常不对称的病例外，作者认为假体选择应由术者在术前讨论时完成。

一般来说，水滴形假体在某些情况下有其优势。例如，对于身材瘦小的患者和基底宽（*Y* < *X*）的乳房，特定的形状比增加的体积更重要。另外，如果患者希望使用圆形假体或拒绝使用毛面假体而希望

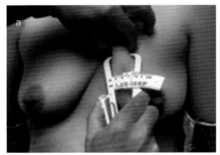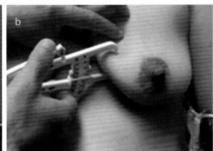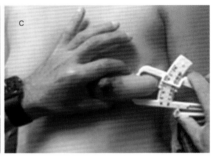

图 1.8　测量乳房上极（a）、内侧（b）和外侧厚度（c）的乳房夹捏试验

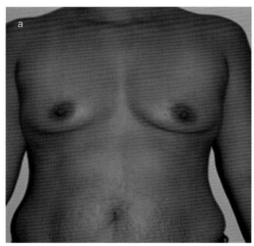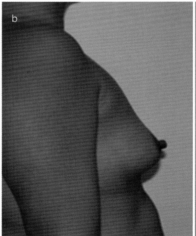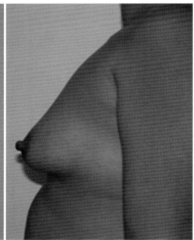

图 1.9　该患者的解剖学结构具有挑战性。她有一个宽的 *X*，但有一个短的 *Y* 和一个短的下极（a）。她容易出现双下极畸形和上极过度丰满的情况。从侧面看，她双侧上胸部的凸度亦不同，这可能会影响两侧的 *Z*（b）

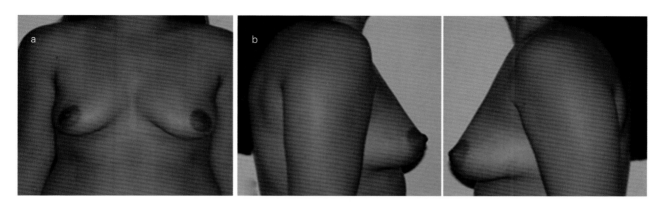

图 1.10　该患者的基底中等，可在 X、Y 和 Z 方面更灵活地选择假体（a，b）

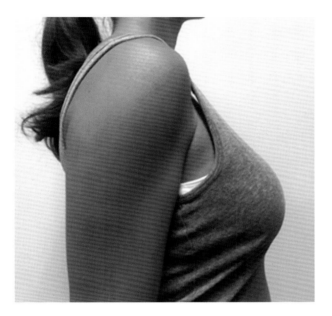

图 1.11　患者在术前使用假体试模来确定假体的 Z 轴。外科医生可以利用这个估计值从假体表中找到相应的 X 和 Y

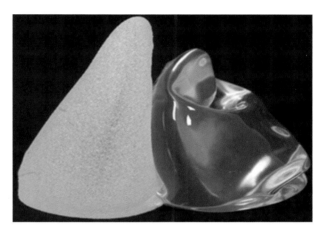

图 1.12　水滴形假体和硅凝胶（非形态稳定）圆形假体并排排列。注意，在垂直位置，硅凝胶圆形假体呈现"水滴形"

获得丰满的上极，则优选具有不同黏度和填充率的圆形假体。如果需要更柔软的上极和更具水滴形的外观，但患者不想使用毛面假体，作者建议使用黏度较低、更柔软的圆形假体，直立时假体可呈现出"水滴形"（图 1.12）。

需要记住的是，这并不是关于光滑、柔软的圆形假体会随着时间的推移看起来像解剖型假体的问题，而是在没有囊袋限制时假体是否会、什么时候会，以及如何出现不利形态改变的问题。因此，决定假体选择和最终乳房形状的是分布体积，而不是假体的绝对体积。

由于多种型号的假体可以帮助解决许多形状不同和不对称的乳房问题，因此进行乳房假体植入手术是一个令人兴奋的时刻。正确选择假体的过程始于详细的体格检查、精确的生物尺寸规划，以及术前评估时假体试模的使用。在作者的实践中，尽管充分利用假体的各种不同特点来解决不同程度的乳房和胸壁不对称，然而，某些不对称仍然是不可纠正的。术前认识到这些不对称并引起患者的关注是至关重要的，因为这可能会影响患者的最终手术效果。

囊袋选择

上极挤压试验可以帮助外科医生选择是将假体置于胸肌后还是胸肌前（腺体下 / 筋膜下）。对于假体隆乳手术来说，充分的组织覆盖对减少长期假体可见风险有重要意义。一般来说，设计胸肌前囊袋需要在夹捏试验中上极皮肤皮下组织厚度至少 2cm。作者在实践中发现，高黏度假体需要更多的软组织覆盖。这可能是因为高黏度假体坚韧性更强，它对于被覆组织的扩伸和改形作用更强，进而它也可能会随着时间的推移使被覆组织变薄。此外，高黏度硅凝胶假体的形状更稳固，具有更高的假体可见风险。因此，高黏度假体应更多地放在胸肌下平面。

囊袋位置的另一个潜在差异是包膜挛缩的发生率。虽然包膜挛缩发生的确切原因尚不清楚，但已发表的数据表明，胸肌前囊袋较胸肌后囊袋发生包膜挛缩的概率更高。然而，这一结论仍有争议，需要更多的数据来验证这个问题。

反对选择胸肌前假体植入的观点还认为，胸肌前假体植入将造成乳房血供的终生改变，并可能会对未来的乳房手术产生影响。如果外科医生认识到这一点，并在再次手术（如乳房固定术）中尽量减少皮肤损伤，那么这一点就不那么重要了。

两个囊袋之间存在生物力学差异。胸肌前囊袋不需要切割胸肌起点，从而保持了胸肌的完整性。因此，从长远来看不会造成胸肌力量损失，亦可能减少疼痛。此外，胸肌前囊袋能避免肌肉的不利力量造成的假体活动畸形，并有助于减少假体侧方移位和下极移位，以及产生双下极畸形（图 1.13）。

假体表面类型的选择

选择表面光滑还是有纹理的假体并不是一个普遍认同的话题。每种假体都有各自的优点和缺点。作者建议根据具体情况选择。一般来说，光滑的圆形假体具有以下优点：更柔软且动感更好，新一代高黏度和高填充率的光面假体能减少波纹征，减少下垂乳房的下垂度，还可减少发生 BIA–ALCL 的概率。光滑的圆形假体有以下潜在的缺点：可能出现更高的包膜挛缩率，下极填充不理想，囊袋稳定性更差，

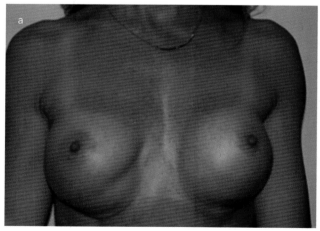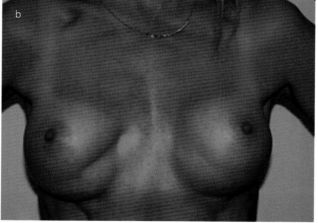

图 1.13　胸肌后圆形硅凝胶假体植入术后合并双下极畸形和下极移位（a）。胸大肌收缩可导致侧方移位和双下极畸形（b）

更容易出现移位（不受控制的组织扩张）。在某些情况下，圆形假体在 X、Y 和 Z 轴可选择的尺寸较少。部分研究提示，光面假体胸肌前植入相较于纹理型假体挛缩率高 3～5 倍、胸肌后挛缩率高 2 倍。纹理型假体则正好相反。

我们必须记住，乳房假体没有绝对理想的。根据不同的填充内容物、表面处理方式和不同形状综合选择假体才能获得良好的术后效果。它更多的是涉及患者选择和生物维度规划。

手术因素

乳房浅筋膜系统

了解乳房的韧带和筋膜系统有助于外科医生更准确地执行手术计划。乳腺组织由两层筋膜和脂肪包裹，称为乳房浅筋膜系统（superfacial fascial system，SFS）（图 1.14）。

SFS 分为两层：浅层和深层。浅层在前面覆盖乳腺组织，深层在后面覆盖。SFS 层与深筋膜层（覆盖胸大肌）融合即形成了乳腺周围韧带。这个区域在乳房下皱襞和胸骨侧是最强的，而在沿乳房的上缘和侧缘最薄弱（图 1.15）。

乳腺周围韧带是动脉和神经到达乳腺实质和乳头乳晕复合体的通道。Cooper 韧带是从 SFS 的深层穿过乳腺实质和 SFS 的浅层到达真皮并固定在皮肤上的一种特殊的垂直于皮肤的韧带，它有助于连接

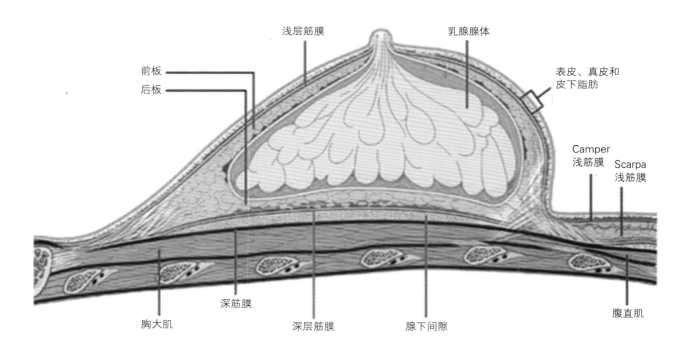

图 1.14　浅筋膜系统。矢状视图，乳腺腺体由两层筋膜和脂肪，即浅层筋膜和深层筋膜所包围（经 Susan Gilbert 许可使用）

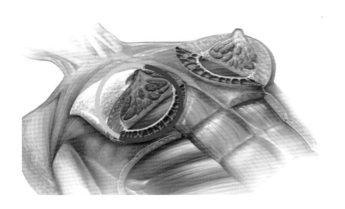

图 1.15 浅筋膜系统是围绕乳腺组织前方和后方的膜状结构，从浅层脂肪中发出形成前层筋膜环。前层和后层筋膜环绕形成乳腺周围韧带。请注意，乳腺周围韧带（筋膜融合区）的乳房下皱襞部分位于腹直肌和胸大肌（圆圈）之间。乳腺周围韧带沿着乳房下皱襞和胸骨旁（红色半圆）最强，沿着乳房的上缘和外侧边界（黄色半圆）最弱（经 Illumination Studios 许可修改）

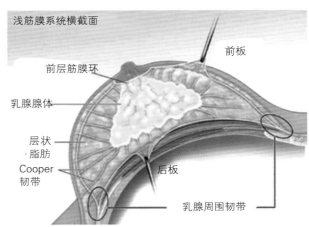

图 1.16 浅筋膜系统（横截面）。浅层筋膜及深层筋膜与胸壁的深筋膜相连形成一个称为乳腺周围韧带的环形融合区，连接乳房和胸部，为乳房提供支撑和结构。此外，Cooper 韧带促进了这种连接并为乳房形状提供稳定性（经 Susan Gilbert 许可使用）

乳腺组织和深筋膜（图 1.16）。

术前计划

在任何美容外科手术中细致的术前准备是必不可少的。术前访视时外科医生须检查患者胸壁和现有乳房的特征。此外，再次与患者核实手术方法、囊袋部位和选定的假体。视觉软件的使用对完成这一过程非常有利，因为它允许患者从视觉上了解外科医生的设计。此外，图像可以成为患者病历的一部分，因为许多患者可能不记得术前谈话的内容（图 1.17）。

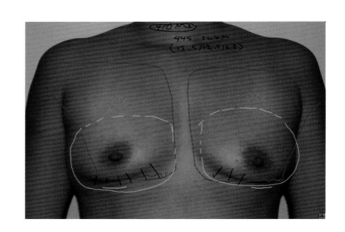

图 1.17 作者在术前访视期间与患者制定术前手术设计的典型图片。这些记录储存在病历中。此外，我们在手术室也可使用它们作为手术设计的提醒

切口部位

假体植入有 4 种不同的切口位置：乳房下皱襞（inframammary fold，IMF）、乳晕周围、经腋下和经脐入路。对于作者来说，假体植入的首选途径是通过乳房下皱襞切口，因为这更易于控制囊袋剥离的范围，并允许在游离的同时用手比较囊袋的对称性。此外，它最大限度地降低了乳晕感觉过敏，以及对乳管的干扰，减少可能的生物膜污染。

标记

良好的乳房美容效果在于塑造乳房下极，而不是增大它的体积。要获得一个满意的美容效果最重要的一步就是 IMF 的定位，而 IMF 的定位又决定了乳头的位置。千万不要认为乳头的位置在假体的中心，而是乳头的位置取决于假体的宽度和乳房的宽度。

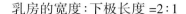

乳房的宽度：下极长度 =2∶1

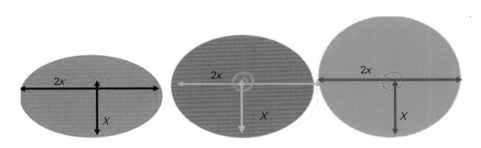

IMF 皮肤切口的设计是实现这一目标的最重要步骤，因为这是最终的乳房下皱襞所在。根据 N-IMF 距离、假体宽度和患者组织特征，可能需要降低 IMF 位置（图 1.18）。

一般来说，假体越宽，设计的乳房下皱襞位置越低。我们是这样来设计乳房下皱襞切口的：在最大张力下根据假体的底部宽度确定相应的新 N-IMF 距离，然后根据这一距离设计出新的乳房下皱襞位置，即乳房下皱襞切口（图 1.19）。

根据假体的临床运用经验，毛面假体与光面假体的算法不同（表 1.1、表 1.2）。

由于假体具有不同的组织扩张能力，在相同的内容物和体积的情况下，毛面假体植入较光面假体植入需要降低更多的乳房下皱襞。如上所述，高黏度毛面假体在精确的囊袋中像可控的组织扩张器。因此，根据硅凝胶体积在假体中的分布方式，它将在大部分硅凝胶分布的地方产生组织扩

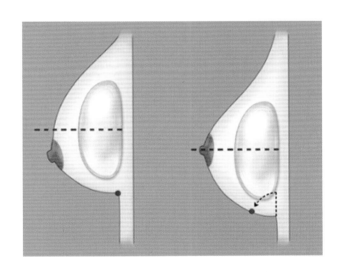

图 1.18 （左图）如果患者乳晕到乳房下皱襞较短，不释放原乳房下皱襞位置而直接植入假体不是最优的选择，这样术后乳头位置会显得很低而上极会过于饱满。（右图）释放并降低乳房下皱襞位置，使假体中点位于乳头位置的中心将产生最佳的美学效果（经 Wolters-Kluwer Health, Inc. 许可使用，Rehnke 等）

张和皮肤拉伸效应。一旦黏性硅凝胶假体按照预先设计的形状扩张组织，它就不会随着时间的推移而影响或改变乳房的形状及位置。相比之下，光面假体对皮肤和组织扩张的控制较差，并可能在重力作用下改变对皮肤和组织的扩张，如站立时向下扩张，仰卧时向腋窝方向扩张。因此，降低光面假体的乳房下皱襞位置更为保守。

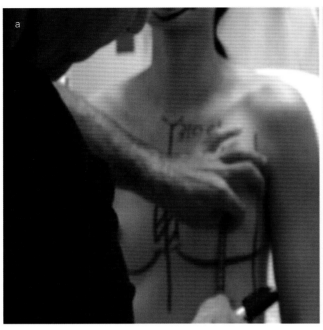
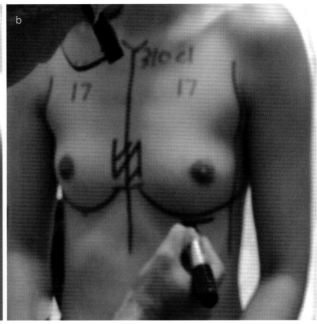

图 1.19　乳房下皱襞切口的术前标记。根据表 1.1 和表 1.2 中的算法，通过测量最大张力下的 N-IMF 距离（a），并将切口设计在所需的新乳房下皱襞位置（b）

表 1.1　毛面假体植入降低 IMF 的指南（Randquist）

基底直径	乳头至新 IMF 的距离（拉伸状态下）
11.5cm	8.0cm
12.0cm	8.5cm
12.5cm	9.0cm
13.0cm	9.5cm
13.5cm	10cm（不再多）

个别患者的调整：
　　如果皮肤松弛、胸肌前放置或患者希望上极更丰满，则减去 0.5 cm。
　　如果皮肤紧绷、上极皮肤夹捏试验结果厚度大于 3 cm 或者患者希望下极更丰满，则增加 0.5 cm。

表 1.2　光面假体植入降低 IMF 的指南

基底直径	乳头至新 IMF 的距离（拉伸状态下）
11.5cm	7.0cm
12.0cm	7.5cm
12.5cm	8.0cm
13.0cm	8.5cm
13.5cm	9.0cm（不再多）

个别患者的调整：
　　如果皮肤松弛、胸肌前放置或患者希望上极更丰满，则减去 0.5 cm。
　　如果紧绷的皮肤、上极皮肤夹捏试验组织厚度大于 3 cm 或者患者希望下极更丰满，则增加 0.5 cm。

　　例如，基底为 12cm 的假体需要调整乳头至乳房下皱襞距离在光面假体及毛面假体中分别为 7.5cm 或 8.5cm（±0.5cm）。假体基底宽度每增加 0.5cm，乳房下皱襞降低位置需要增加 0.5cm；假体基底宽度每减少 0.5cm，乳房下皱襞降低就减少 0.5cm。如果患者乳房下极有大于 3cm 的乳腺实质，则应在要降低乳房下皱襞的距离上再增加 0.5cm。如果患者的皮肤紧实、延展性差，如乳房发育不全或下极缩窄的患者，则应在降低量中增加 0.5cm。对于产后或大量减肥后乳房松弛过度拉伸的患者，应减去 0.5cm。该计算系统还可以根据外科医生或患者对上下极丰满度的审美偏好进行调整。

　　请注意，具有相同 X 值但不同 Z 值的假体需要在同一水平处规划乳房下皱襞切口。这是因为更高的凸度意味着更多的硅凝胶分布在前方而不是下方。增加的硅凝胶向前施加更多的扩张力，从而拉伸乳房弯曲的前表面。这将沿下半部分的曲面按比例拉长曲线 N-IMF 距离，同时保持线性 N-IMF 距离不变。

确定并标记皮肤切口的位置后，应在患者胸壁上勾勒出假体的高度和宽度（图 1.20）。

重视胸肌内侧附着可减少假体可见或不对称性的发生。值得注意的是，如果患者想要更明显的乳沟，并且上极夹捏试验显示乳房皮下组织厚度 > 2cm，外科医生可以考虑胸肌前假体植入，这样内侧的解剖就不受胸肌附着点的限制。当然，还需注意内侧仍然存在乳腺周围韧带的限制。其次，囊袋必须能够适应植入物的 X（基底宽度），这对维持囊袋稳定性非常重要。如前所述，乳腺周围韧带的上方、外侧最薄弱，超出植入物直径的过度游离将导致假体囊腔无力支撑假体而出现侧方移位。

遵守这些基本原则才会实现假体的完美放置。在完成术前计划，以及对患者胸壁进行完善的测量和标记后，患者就可以进行手术了。

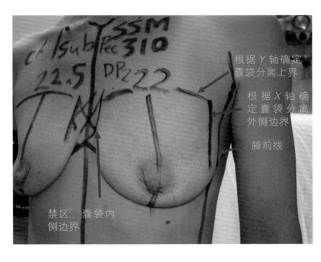

图 1.20　隆乳术前标记。假体的 X 和 Y 值需标记在皮肤上。请注意，X 是从内侧的"无接触"区域向外侧腋前线测量的。在中等大小的乳房中，X 比延伸到腋前线的实际乳房宽度窄。囊袋解剖必须仅限于外部标记，以尽量减少对浅筋膜系统的破坏，避免假体移位

手术

患者取仰卧位，双臂下垫软棉垫并以 80° 半外展方式固定在臂板上。我们在门诊使用喉罩全身麻醉，也可以在静脉麻醉下进行。

患者麻醉后，用 10% 氯己定（洗必泰）溶液消毒，上达锁骨上方的颅骨，侧面到腋后线，下到脐部。铺巾后，使用乳头防护罩。

在进行手术之前，外科医生应再次检查最大拉伸下的 N-IMF 距离（图 1.21）。有时检查 N-IMF 距离在手术台上更容易完成，因为它需要向上拉乳头，这对某些患者来说是痛苦的。

为了减轻术后疼痛，将大约 20mL 的 0.25% 丁哌卡因（布比卡因）、1% 利多卡因与 1 : 100,000 肾上腺素注射至胸大肌的上部分、乳房周围和切口区域（图 1.22）。

以下部分内容首先描述了作者通过乳房下皱襞切口行胸肌后囊袋解剖及假体植入隆乳术的程序。在此之后是对胸肌前假体植入的描述。为了使外科医生获得最佳视觉及符合人体工程学特点，手术医生应坐于操作侧，戴头灯，同时保持脊柱和颈部得到支撑并处于中立位置。为了获得囊袋的最佳视图，手术床并排放置并调整至合适的高度。

隆乳手术可分为以下 6 个步骤：

（1）经皮肤切口切开真皮深部、皮下脂肪、浅筋膜系统。

（2）胸大肌的识别，进入胸肌后间隙。

（3）创建胸肌后假体囊袋。

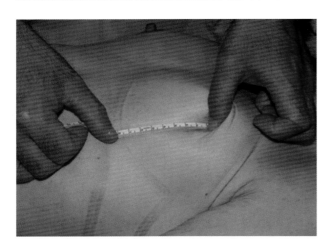

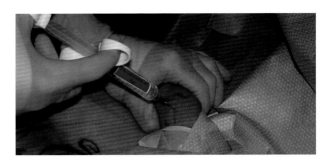

图 1.22　作为乳房局部麻醉注射的一部分，胸大肌的腋尾部位需要注射。用非优势手捏住靠近肩部的肌肉起点并同时进行肌肉内注射

图 1.21　在手术台上重新测量最大张力下的 N-IMF 距离，以验证 IMF 切口和新 IMF 的位置

（4）假体植入。

（5）切口闭合。

（6）覆盖敷料。

皮肤切口

根据术前标记使用锋利的手术刀进行皮肤切开。如上所述，瘢痕的首选位置是在计划的乳房下皱襞中，这可能与原乳房下皱襞相同，也可能不同。切口的长度取决于假体的大小。一个 3.5cm 长的切口对于一个 300mL 的假体已足够了，一个 4cm 长的切口对于一个 400mL 的假体也足够了。如有必要，应加宽切口以使假体易于塞入，从而避免假体包囊或硅凝胶破裂。

用手术刀切开表皮并锐利地切开浅表的真皮，然后更换为有防护的电刀，以避免不必要的出血。

胸大肌的识别

使用带防护的电刀继续向下穿过真皮解剖，然后沿头侧方向穿过皮下脂肪和浅筋膜系统，直到识别出胸大肌（图 1.23）。

一旦看见肌肉，沿着肌肉的下外侧边界继续解剖。由于隆乳术后仅胸大肌被提起，因此此时向前拉起组织以确定胸大肌和胸小肌之间的间隙，上提乳腺组织是关键，因为胸大肌将伴随着上提而远离其他肌肉。Copper 韧带通过 SFS 层连接胸大肌的深筋膜和乳腺实质，因此 Copper 韧带的存在有助于此操作（图 1.16）。很重要的一点是，除非你能将胸大肌从胸壁上提起并远离附近的其他肌肉，否则不要过早切断胸大肌下部分。不能提起胸大肌很可能表明识别出的肌肉实际上并不是胸大肌，而是前锯肌、腹直肌、肋间肌或胸小肌。一旦确定了胸大肌的外侧边界，就可以切开筋膜露出下面的肌肉。尽管这通常不是一项困难的操作，但必须注意胸大肌起源于肋骨及其与下层胸小肌交叉的解剖学变异，除非两块肌肉之间的间隙被清楚地识别出来，否则肌肉下剥离应该推迟到进一步明确了解剖层次再进行，有一个方法有助于解决这个问题：用电刀沿着胸大肌的外侧边缘继续向头侧游离，同时在张力作用下向前牵拉组织，直到胸大肌、胸小肌两块肌肉之间的间隙变得清晰为止。

囊袋的解剖

囊袋解剖的主要目的是根据所选假体的 X 和 Y 创建一个大小最佳的囊袋。囊袋的宽度是由在外侧和内侧方向的正确解剖决定的。同样，囊袋的高度是由上下两个方向的精确解剖决定的。

此时，我们使用双极电镊进入胸肌后空间，距胸壁 5mm 的胸大肌起点处开始游离（图 1.24）。电镊的针尖部分处于闭合位置时使用混合切割和凝固电流继续向内侧解剖至胸骨，向下至所需的乳房下皱襞水平。使用双极电镊的优点是解剖时不出血和肌肉较少收缩，这为外科医生提供了更有效和安全地进行解剖所需的准确性和精确度。

在电镊插入处留下一条细长的肌肉纤维可以防止肌肉内的血管（通常是肋间穿支）缩回到下面的组织中。

在头灯照明或带灯的牵引器的直视下囊袋解剖遵循标准环形模式（图 1.25）。

继续沿着内侧和头侧方向游离囊袋的内侧缘和上缘，然后向下外侧缘、向尾侧方向完成游离。牵引器始终向前牵拉肌肉，并根据囊袋游离的位置在胸大肌的后方越来越远地重新定位。牵引器始终保持稳定地抬高，以帮助持续识别胸大肌，避免其与软骨膜接触。此外，牵引器应完全插入肌肉后囊袋中，避免肌肉在牵引器表面发生折叠。

最好使用电刀沿头尾方向纵向进行内侧剥离，这有助于早期观察到穿支血管，尤其是肋间穿支，以便在切断前对其进行烧灼凝固。在右乳 4 点钟方向及左乳 8 点钟方向完全松解胸大肌腹侧和胸大肌胸肋部尾侧肌纤维。解剖和松解这些附着于胸壁上的肌肉纤维是必要的，以便假体在内下方向能够安放到位。囊袋的内表面应完全平整，因为任何不平整都可能导致组织出现明显的凹痕。必须强调的是，在任何情况下，肌肉的大部分内侧附着点，头端到上述 4 点钟方向和 8 点钟方向的水平都不应完全离断。在右侧 8 点钟至 9 点钟方向及左侧 3 点钟至 4 点钟方向过渡区需打薄肌肉，以形成平滑的过渡区，特别是当患者胸肌较厚时（图 1.26、图 1.27）。

如果分离过程中遇到辅助肌纤维也需要离断，以便囊袋的内侧边缘有平滑过渡而没有任何阻碍。过度解剖和松解内侧纤维不能矫正非常宽的乳房间距，而只会增加未来假体的可见、头内侧移位和不对称性的风险（图 1.28）。

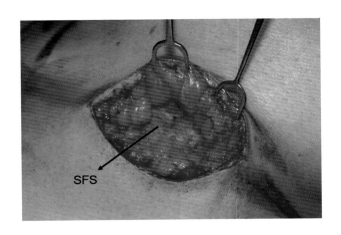

图 1.23　通过皮肤和皮下层的乳房下皱襞切口。请注意清晰的 SFS 层

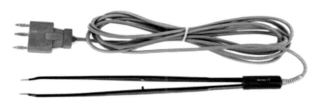

图 1.24　Marina 双极电镊

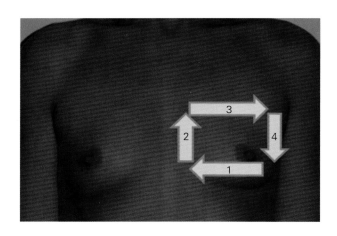

图 1.25　囊袋解剖的标准环形图案

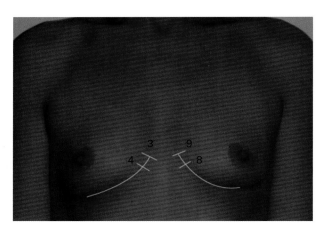

图 1.26　胸肌全层松解范围为右侧 4 点钟方向、左侧 8 点钟方向。在右侧 3 点钟方向、左侧 9 点钟方向部分切除胸肌，使肌肉进一步变薄

类似地，过度松解头侧可能导致假体的头侧移位，因为包括乳腺周围韧带在内的囊袋上部分组织非常疏松。

同时应注意术前的外侧手术标记，避免外侧位过度游离。外科医生不应该以超过必要宽度的游离来容纳假体的 X。再次要注意的是，腋前线和囊袋的外侧范围可能不一致。为了验证外侧剥离的范围，外科医生可以借助直尺测量。将直尺紧靠囊袋的最内侧并向外侧延伸直到所需的宽度（即所选假体的 X）。这种方法对于二次手术或二次重建时把控假体腔的横向游离范围是至关重要的。此外，请注意，SFS 在外侧最为薄弱，忽视这一关键点会造成囊袋过宽，继而增加侧面移位的风险（图 1.29）。

这样就完成了 I 型双平面解剖。两侧解剖完成后，外科医生应花时间用食指同时触诊两个囊袋，确保所有表面平整，囊袋足够宽，并且向前方向的组织释放充分（图 1.30）。

此时，如果在下极前部触诊到任何紧密的组织带，则应使用电刀彻底松解。这也适用于降低乳房下皱襞、收缩基底和下垂乳房的情况。如前所述，IMF 是附着在胸大肌上的深筋膜和 SFS 的

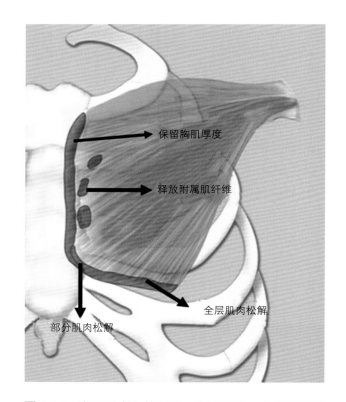

图 1.27　胸肌后囊袋的创建。为了形成一个圆滑完整的囊袋，注意肌肉完全切断区（红色）和保留肌纤维区（绿色）中间有过渡区。该区域只有部分肌肉切断松解，其他胸肌辅助纤维均需离断（经 Wolters Kluwer Health，Inc. 许可，由 Rehnke 等修改）

融合结构。如果需要在胸肌后囊袋中降低 IMF，则必须过渡到胸大肌筋膜上方更浅的腺体下平面。这可能会导致新乳房下皱襞和固有乳房下皱襞结构的同时存在，从而导致双下极畸形（图 1.31、图 1.32）。

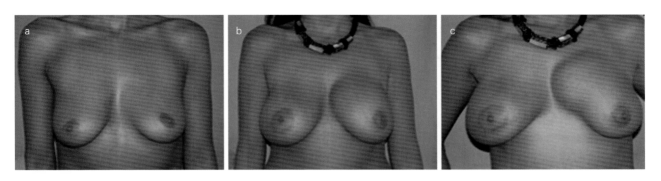

图 1.28 患者接受Ⅰ型双平面解剖，左乳内侧肌纤维过度松解。术前图片（a）。术后图片显示在肌肉放松时（b）和肌肉紧张（c）时内侧肌纤维断开

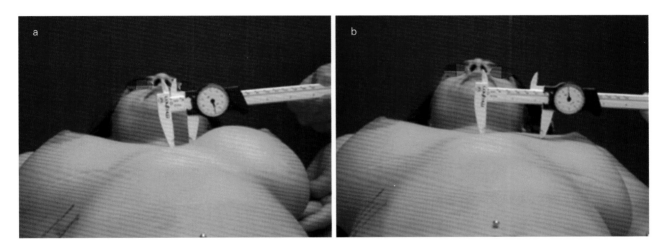

图 1.29 乳房假体的侧面移位。有外侧支撑时仰卧位左侧假体无侧移（a），无外侧支撑时仰卧位左侧假体向外侧移位5cm（b）

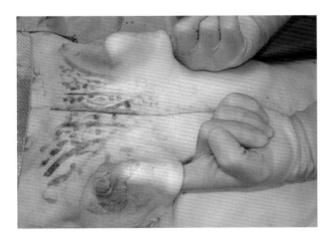

图 1.30 在囊袋创建完成时，同时双手触诊对于验证对称囊袋的创建和检查是否有任何牵拉很重要

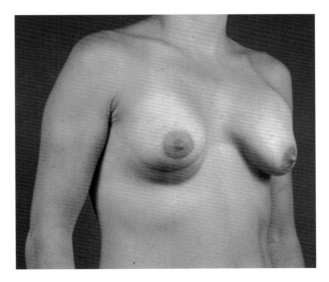

图 1.31 保留原褶皱导致的双下极畸形

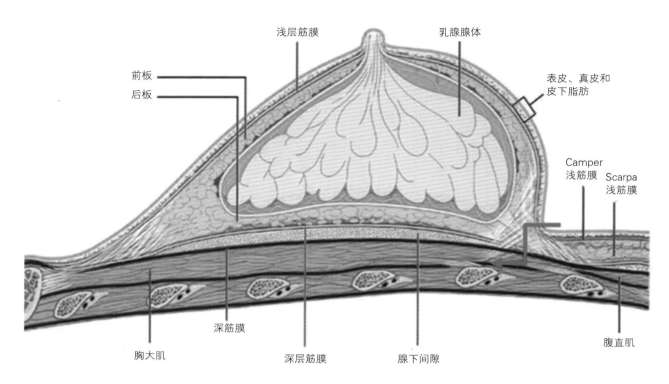

浅层筋膜　乳腺腺体

前板　表皮、真皮和
后板　皮下脂肪

Camper
浅筋膜
Scarpa
浅筋膜

腹直肌

胸大肌　深筋膜　深层筋膜　腺下间隙

图 1.32　如果要降低胸肌后囊袋的下极，必须破坏固有的 IMF，以尽量减少双下极畸形的风险。从 IMF 到胸肌后囊袋新下极的解剖过程用绿色箭头表示（经 Susan Gilbert 许可修改和使用）

最后，如果术前计划包括 Ⅱ 型或 Ⅲ 型双平面解剖，则此时执行双平面 Ⅱ 型或 Ⅲ 型的适应证是基底缩窄的乳房、管状乳房和下垂乳房。扩大双平面解剖的目的是使下极中的更多乳腺组织与假体接触并促进所需的下极成形。行 Ⅱ 型双平面解剖时，外科医生在筋膜下平面（以尽量减少细菌污染并保留 Cooper 韧带附着在胸肌筋膜上）从乳腺实质下方离断肌肉的起点约 1cm 或到乳晕下缘投影部位。如果离断胸肌到对应于乳晕上方的水平，则为 Ⅲ 型双平面（图 1.33、图 1.34）。

在假体植入之前须确保双侧假体囊袋中绝对没有出血。用 3 种抗生素水冲洗囊袋，分别是 1g 头孢唑林钠、80mg 庆大霉素、50mL 聚维酮碘及 500mL 生理盐水。切口使用聚维酮碘消毒，外科医生更换新手套。在假体植入过程中不要碰触假体以外的任何东西。打开假体盒，当假体仍在无菌盒中时，向每个盒中注入 60mL 的抗生素冲洗液（图 1.35）。

要将假体放入囊袋最好使用套筒或 Keller 漏斗（Allergan，Inc.，Irvine，CA），以尽量减少假体与皮肤的接触（无接触技术）（图 1.36）。

对于水滴形假体，应先插入假体尖部。如上所述，切口应足够宽，以便于假体容易插入。使用过大的力度插入假体可能会导致假体破裂。

一旦假体植入，应验证其是否处于正确位置。这是通过触诊或观察解剖假体腹面、尾面或圆形假体后表面的标记来完成的。假体在囊袋中的位置，包括内侧、外侧和头侧均应检查。如果囊袋两边都太紧或者有导致假体凹痕的组织束，应予以矫正。外科医生应始终努力追求完美的一期囊袋解剖，即一旦假体植入就不需要任何矫正。不建议使用假体型号模拟器（罕见的例外情况下，如严重不对称或新手外

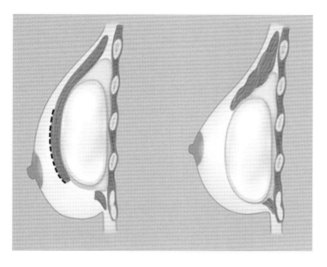

图1.33 Ⅰ～Ⅲ型双平面解剖中胸大肌起点的离断将使假体无缝地贴附于乳腺腺体后方，从而促进乳房下极扩张（经 Wolters-Kluwer Health，Inc. 许可使用，Rehnke 等）

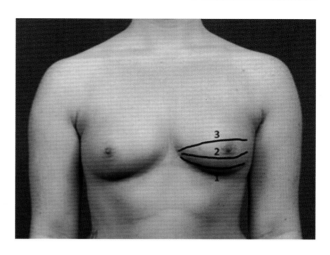

图1.34 乳房Ⅰ～Ⅲ型双平面解剖相应位置

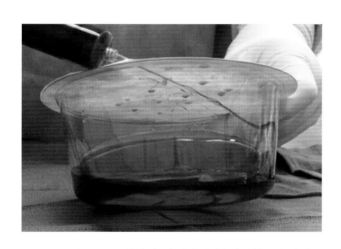

图1.35 将60mL 抗生素冲洗液注射到无菌假体盒中，同时保证假体盒仍密封。假体在植入前会一直放在密封的盒子里

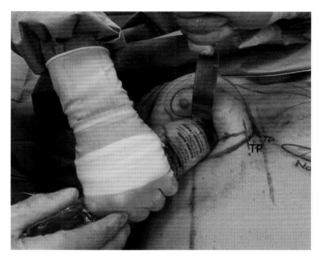

图1.36 使用无接触技术和套筒将假体放入囊袋中

科医生）或放置引流管，因为这些可能导致创伤和不良反应，增加细菌感染的风险。

切口闭合

正确的切口闭合是至关重要的，这一步骤也应该以标准化的方式进行。切口闭合有多种方式：切口处有大量组织时，使用多层闭合技术可将假体可见的风险降至最低。此外，将主要发生作用力、反作用力部位的下极组织与假体并置（置于假体浅面）可增强组织扩张的可控性。另外，将切口固定在胸壁上新定义的乳房下皱襞处，使切口瘢痕直接位于乳房下皱襞中，这在 IMF 降低的情况下尤为重要。

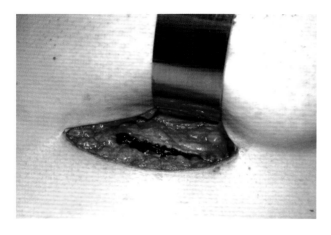

图 1.37　在两侧触诊并标记所需 IMF 固定缝合的位置

切口分 3 层闭合。首先用 3 根 2-0 可吸收缝合线做一个深层缝合。为了准确缝合，外科医生通过触诊切口内两侧 IMF 的底部来确定并标记所需 IMF 固定缝合的位置（图 1.37）。

应在计划的 IMF 水平上穿过胸壁表面的组织缝合，将之牢牢地固定在肌肉筋膜和肌肉组织上，但需避免缝合线切断这些组织。然而，外科医生必须小心不要走得太深，以免损伤肋骨下缘和胸膜外的肋间神经血管束。由于患者的体质不同，可用于缝合固定的组织量各异，对于非常瘦的患者可能需要缝合固定在骨膜中，这可能会导

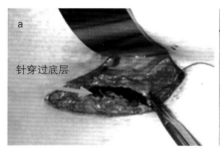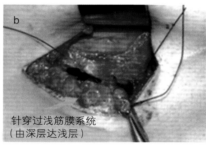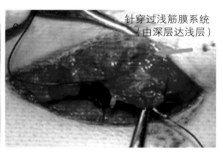

图 1.38　IMF 缝合固定。深层（a）和下层（b）/ 上层（c）的缝合由深向浅在两侧进行

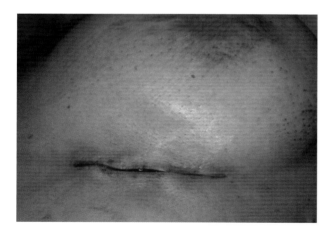

图 1.39　乳房下皱襞固定缝合后皮肤边缘外翻

致额外的术后呼吸疼痛，但是长期耐受性还是较好的。随后，将针从深向浅的方向穿过切口两侧的深层脂肪和 SFS 后打结（图 1.38）。

正确缝合后，表层缝合线将接近切口边缘（图 1.39）。

下一层缝合用于接近切口边缘部分，并将组织带入切口两侧的外翻嵴，使用两端带倒刺的 2-0 Monoderm Quill 缝合线完成深层真皮和皮下层的两层闭合。

敷料

使用外科胶带覆盖手术创口。使用单层胶带贴在切口上作为唯一的敷料，患者在 1 周后将其

取下。初次手术患者不需要引流。

胸肌前假体植入

如果患者有足够的组织覆盖（上极皮肤夹捏试验结果 ≥ 2cm）并希望避免胸肌创伤，或有明显的乳沟需求，则可以考虑在胸肌前放置假体，即在胸肌表面的乳腺后或筋膜下（胸大肌筋膜下）层面进行胸肌前囊袋的解剖（图 1.40）。理论上筋膜下平面在假体和乳腺实质之间提供了一层保护，从而可能减少假体与腺体接触暴露，降低产生污染的风险，有助于降低包膜挛缩的风险。在我们看来，筋膜下囊袋具有更多的优势：保留了胸肌的完整性及强度，保留了 Cooper 韧带，潜在地降低了假体污染的风险，没有活动畸形，没有胸肌对假体施加不利的力量，更容易恢复和较少的长期疼痛问题。缺点是：假体可见和波纹征的发生率更高，并且可能增加包膜挛缩的风险。因此，目前已成为我们对合适患者进行隆乳的首选方法。胸肌前的囊袋解剖必须再次遵循与已选择的假体尺寸相一致的囊袋原则，以保持囊袋紧致并将假体移位的风险降至最低。此外，如果计划降低 IMF，则必须通过纵向松解将乳房下皱襞（IMF）切开，以避免双下极畸形。对于筋膜下囊袋，在 IMF 切口附近需要超过乳房下皱襞平面进行游离，因为形成皱襞的结构位于胸部深筋膜的表面（图 1.41）。腺体下囊袋中 IMF 的降低更容易实现，因为腺体下平面在适当的平面解剖即可降低和消除天然皱襞（图 1.42）。

此外，应谨慎处理，使术区无出血。

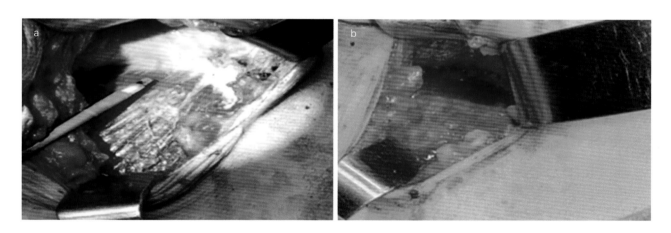

图 1.40 筋膜下（a）和腺下（b）胸肌前囊袋设计。筋膜虽然薄但却容易识别，可能有助于外科医生远离乳腺实质

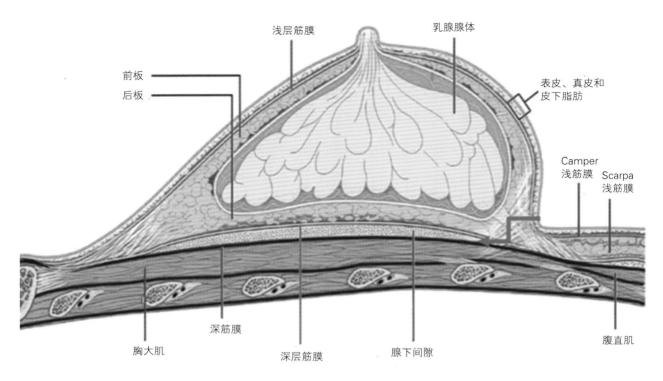

图 1.41　如果打算降低 IMF 的筋膜下囊袋，则必须破坏原生 IMF，以尽量减少双下极畸形的风险。绿色箭头描绘了从新 IMF 部位到筋膜下囊袋的解剖过程（经 Suan Giblet 许可修改和使用）

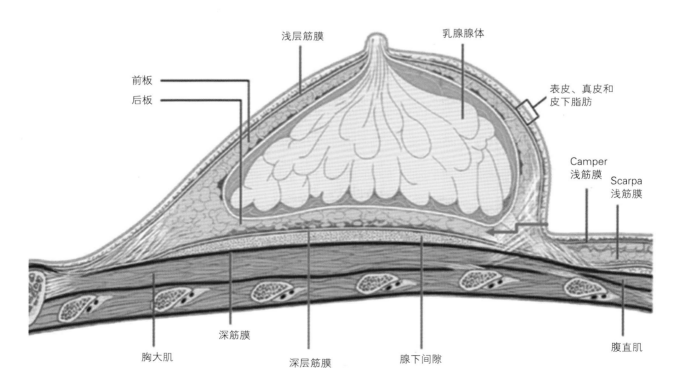

图 1.42　如果要降低 IMF 的腺体下囊袋，必须破坏原生 IMF，以尽量减少双下极畸形的风险。从 IMF 的新部位到腺体下囊袋的解剖过程用绿色箭头表示（经 Susan Giblet 许可修改和使用）

术后护理

次日早晨患者出院并在办公室内进行出院宣教。出院宣教内容包括再次复核术后复查时间点，指导患者进行两个简单的康复动作：将手放在背后，通过向外旋转手臂同时挤压肩胛骨来伸展手臂。这两种运动都可以拉伸胸大肌并有助于减轻疼痛。如果使用光面假体，我们建议连续佩戴支撑胸罩6个月，以降低侧向和下方移位的风险。这在毛面假体的情况下是禁忌的，因为毛面假体容易在预设位置愈合，而佩戴胸罩可能会使它们移位（图1.43）

如果术后数周乳房下极仍然紧绷，外科医生可以考虑在上极使用弹性绷带促进下极拉伸（图1.44）。

为了保护IMF定位，前3周手臂在肩部的活动范围限制为90°。3周后允许患者完全活动手臂。在囊袋形成的前6周内不建议患者进行任何剧烈活动。3周后患者返回医院进行术后访视，此时给予去瘢痕产品。在术后6个月的随访中与患者讨论术后效果。这时应告知患者乳房自检的重要性、假体监测（使用非对比MRI或高分辨率超声）以评估其完整性的建议，以及关于BIA-ALCL的提醒。鼓励患者每隔1年回访1次。同样重要的是，每次就诊时都要拍下乳房的术后照片，以为后续可能的变化提供参考。

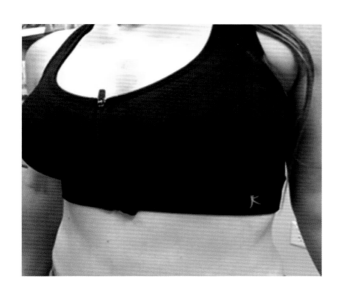

图1.43 光面圆形假体隆乳术后佩戴支撑性胸罩

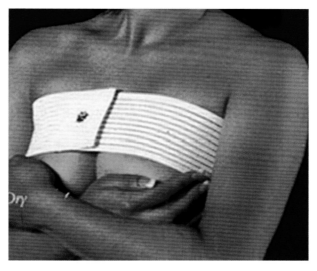

图1.44 上极使用弹性绷带有助于在术后拉伸较紧致的乳房下极

案例介绍

案例1

一名45岁G2P1的患者接受了双侧隆乳手术。采用光面圆形硅凝胶假体（Allergan，SSF）植入，右侧295mL，左侧265mL，随访2年。注意仰卧位时良好的侧囊袋稳定性（图1.45）。

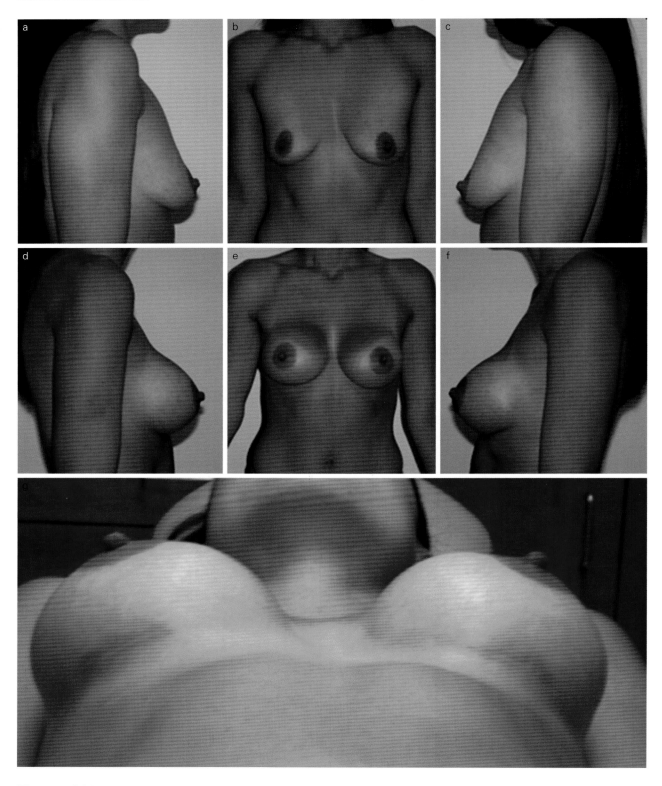

图 1.45 案例 1（a ~ g）

案例 2

　　一位 38 岁 G2P2 产后乳房萎缩伴 II 级下垂、腹部松弛的患者，接受了双侧 II 型双平面胸肌后隆乳术，采用光面圆形硅凝胶假体（Allergan，SSF），尺寸 385mL，同时进行环乳晕乳房固定术和外侧高张力腹壁成形术，随访 2 年（图 1.46）。

案例 3

　　一名 35 岁 G2P2 产后乳房萎缩、基底缩窄及下极较短的患者，接受双侧 II 型双平面胸肌下隆乳术。植入了高度短、385mL 的毛面泪滴形高凸度硅凝胶假体，随访 2 年。她需要降低 IMF 和纵向释放，以扩大下极。IMF 的切口是新 IMF 所在的位置。请注意，高凸度假体扩大了下极（受控的组织扩张）并向上推动乳头乳晕复合体的位置（图 1.47）。

案例 4

　　一位 36 岁 G3P3 乳房萎缩患者接受了双侧筋膜下隆乳术。术中使用毛面高凸度短高的泪滴形硅凝胶假体，右侧 370mL，左侧 325mL，随访 2 年。患者希望在不破坏胸大肌功能的情况下获得更自然的外观（图 1.48）。

案例 5

　　一位 28 岁 G0P0 患者接受了双侧 I 型双平面隆乳术，使用光面圆形中凸度硅凝胶假体（Mentor，MPP），尺寸 255mL，随访 3 年（图 1.49）。

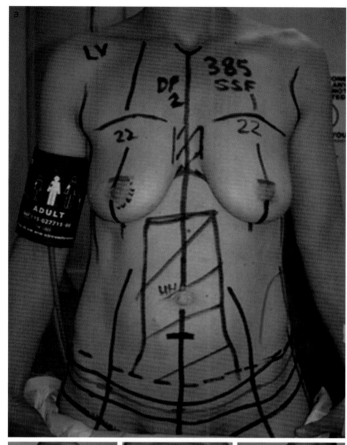

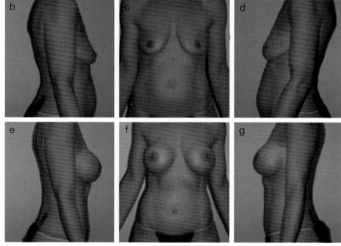

图 1.46　案例 2（a ~ g）

图 1.47 案例 3（a~g）

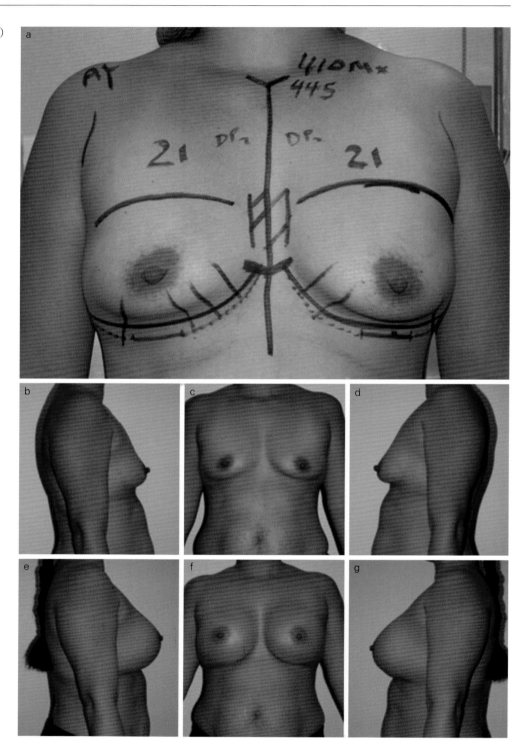

图 1.48 案例 4（a~g）

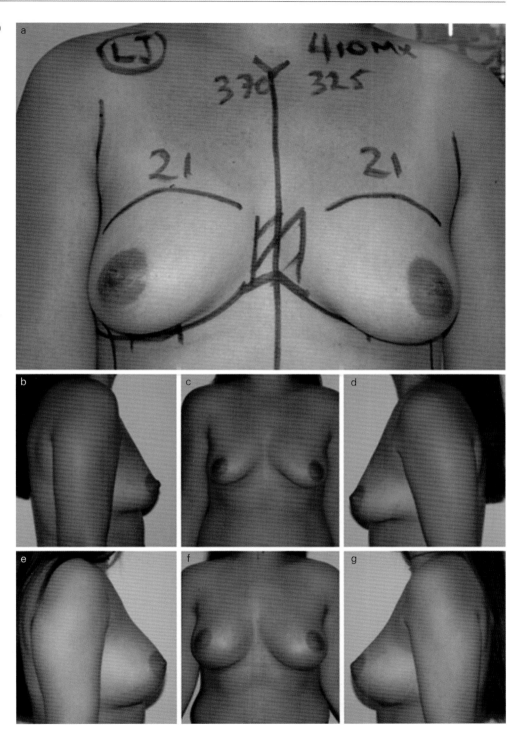

图 1.49 案例 5（a~h）

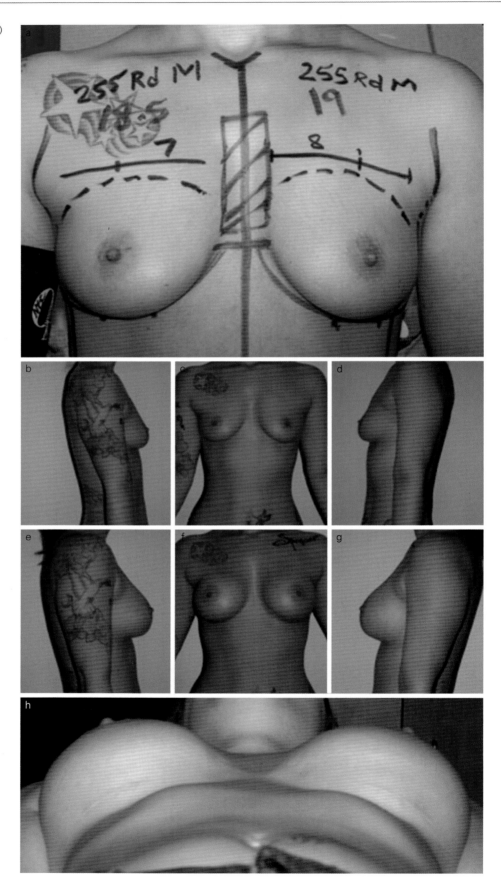

案例 6

一位 26 岁 G0P0 患者接受了双侧胸肌后 I 型双平面隆乳术，术中使用了中凸度光面圆形生理盐水假体（Mentor，MPP），2 年随访中假体尺寸由 275mL 填充至 300mL（图 1.50）。

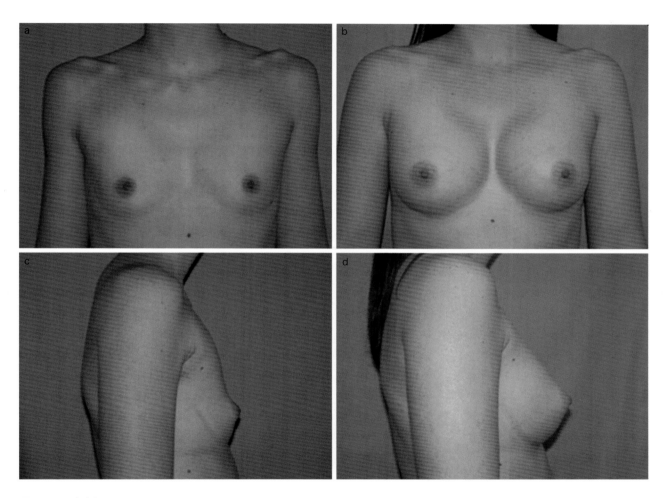

图 1.50　案例 6（a ~ d）

结论

以假体为基础的隆乳术在持续进展中，其目标是提高手术和美学效果。假体隆乳取决于外科医生的技术、适当的患者选择、基于生物尺寸的恰当的假体选择，以及细致的手术操作等原则。严格遵守这些原则可达到可预测的、可靠的并且非常令人满意的结果，且再次手术的风险较小。

临床注意事项

- 乳房下皱襞切口确定新的 IMF 位置。它们应根据假体的宽度（X）放置，其中毛面假体需要比光面假体有更长的 N-IMF 距离。
- 乳腺周围韧带横向较薄弱。假体囊袋的宽度是假体的宽度（X）而不是乳房的宽度。尤其是使用光面假体时，不要过度解剖，以降低假体移位的风险。向内侧过度解剖囊袋会增加不对称和破坏肌肉起源的风险。
- 大号假体，即超过 400mL 的假体往往具有较高的并发症发生率。提醒患者有时短期的满足与长期的持久是不相容的。
- IMF 切口是首选位置，以尽量减少接触乳腺实质中的细菌。
- 无接触技术用于减少假体表面接触性暴露。
- 如果选择胸肌前囊袋，则胸肌筋膜下平面是首选，可尽量减少来自乳腺实质的潜在假体沾染暴露并保留了 Cooper 韧带。
- 如果需要降低 IMF 平面，则必须根据囊袋位置在适当的平面松解 IMF，以减少双下极畸形。

参考文献

[1] 2018 Cosmetic (Aesthetic) Surgery National Data Bank. The American Society for Aesthetic Plastic Surgery. https://www.surgery.org/sites/default/files/ASAPS-Stats2018.pdf.

[2] Dickinson BP, Handel N. Approaching revisional surgery in augmentation and mastopexy/augmentation patients. Ann Plast Surg. 2012;68:12-16.

[3] Suri S, Bagiella E, Factor S, Taub P. Soft tissue adjuncts in revisionary breast revisionary aesthetic surgery. Ann Plast Surg. 2107;78:230-235.

[4] Brown MH, Somogyi RB, Aggarwal S. Secondary breast augmentation. Plast Reconstr Surg. 2016;138:119e.

[5] Patrick Maxwell PG, Gabriel A. Acellular dermal matrix for reoperative breast augmentation. Plast Reconstr Surg. 2014;134:932.

[6] Types of Breast Implants. FDA U.S. Food and Drug Administration. Oct 2019. https://www.fda.gov/medical-devices/breast-implants/types-breast-implants.

[7] Blackburn VF, Blackburn AV. Taking a history in aesthetic surgery: SAGA--the surgeon's tool for patient selection. J Plast Reconstr Aesthet Surg. 2008;61:723-729.

[8] Crerand CE, Franklin ME, Sarwer DB. Body dysmorphic disorder and cosmetic surgery. Plast Reconstr Surg. 2006;118:167e-80e.

[9] Sarwer DB. The psychological aspects of cosmetic breast augmentation. Plast Reconstr Surg. 2007;120:110S-117S.

[10] Stevens WG, Pacella SJ, Gear AJ, Freeman ME, McWhorter C, Tenenbaum MJ, et al. Clinical experience with a fourth-generation textured silicone gel breast implant: a review of 1012 Mentor MemoryGel breast implants. Aesthet Surg J. 2008;28:642-647.

[11] Spear SL, Heden P. Allergan's silicone gel breast implants. Expert Rev Med Devices. 2007;4:699–708.

[12] Cash TF, Duel LA, Perkins LL. Women's psychosocial outcomes of breast augmentation with silicone gel–filled implants: a 2–year prospective study. Plast Reconstr Surg. 2002;109:2112–2121; discussion 2122–2113.

[13] Solvi AS, Foss K, von Soest T, Roald HE, Skolleborg KC, Holte A. Motivational factors and psychological processes in cosmetic breast augmentation surgery. J Plast Reconstr Aesthet Surg. 2010;63(4):673–680.

[14] Tebbetts JB. Achieving a predictable 24–hour return to normal activities after breast augmentation: part II. Patient preparation, refined surgical techniques, and instrumentation. Plast Reconstr Surg. 2002;109:293–305; discussion 306–397.

[15] Clemens MW, Jacobsen ED, Horwitz SM. 2019 NCCN consensus guidelines on the diagnosis and treatment of breast implant–associated anaplastic large cell lymphoma (BIA–ALCL). Aesthet Surg J. 2019;39(S1):S3–S13.

[16] Coroneos CJ, Selber JC, Offodile AC, Butler CE, Clemens MW. US FDA breast implant postapproval studies: long–term outcomes in 99,993 patients. Ann Surg. 2019;269(1):30–36.

[17] Sieber DA, Adams WP. What's your micromort? A patient–oriented analysis of breast implant–associated anaplastic large cell lymphoma (BIA–ALCL). Aesthet Surg J. 2017;37(8):887–891.

[18] FDA Update on the Safety of Silicone Gel–Filled Breast Implants. Center for Devices and Radiological Health U.S. Food and Drug Administration. June 2011. https://www.fda.gov/media/80685/download.

[19] Abernethy A, Shuren J. Statement on the agency's continued efforts to project women's health and enhance safety information available to patients considering breast implants. FDA U.S. Food and Drug Administration. Oct 2019. https://www.fda.gov/news-events/press-announcements/statement-agencys-continued-efforts-protect-womens-health-andenhance-safety-information-available.

[20] Tebbetts JB. Dual plane breast augmentation: optimizing implant–soft–tissue relationships in a wide range of breast types. Plast Reconstr Surg. 2001;107:1255–1272.

[21] Derby BM, Codner MA. Textured silicone breast implant use in primary augmentation: Core data update and review. Plast Reconstr Surg. 2015;135:113.

[22] Montenmurro P, Cheema M, Hedén P, Ferri M, Quattrini Li A, Avvedimento S. Role of macrotextured shaped extra full projection cohesive gel implants in primary breast augmentation. Aesthet Surg J. 2017;37(4):408–418.

[23] Hall–Findlay EJ. The three breast dimensions: analysis and effecting change. Plast Reconstr Surg. 2010;125:1632.

[24] Tebbetts JB, Adams WP. Five critical decisions in breast augmentation using five measurements in 5 minutes: the high five decision support process. Plast Reconstr Surg. 2005;116:2005–2016.

[25] Adams WP Jr. The process of breast augmentation: four sequential steps for optimizing outcomes for patients. Plast Reconstr Surg. 2008;122:1892–1900.

[26] Lee MR, Unger JG, Adams WP Jr. The tissue–based triad: a process approach to augmentation mastopexy. Plast Reconstr Surg. 2014;134:215.

[27] Adams WP Jr, Mckee D. Matching the implant to the breast: a systematic review of implant size selection systems for breast augmentation. Plast Reconstr Surg. 2016;138:987.

[28] Kortesis BG, Bharti G. Maximizing aesthetics and patient selection utilizing Natrelle Inspira line implants in aesthetic breast surgery. Plast Reconstr Surg. 2019;144:30S.

[29] Calobrace BM, Stevens WG, Capizzi PJ, Cohen R, et al. Risk factor analysis for capsular contracture: a 10–year Sientra study using round, smooth, and textured implants for breast augmentation. Plast Reconstr Surg. 2018;141:20S.

[30] Araco A, Caruso R, Araco F, Overton J, Gravante G. Capsular contractures: a systematic review. Plast Reconstr Surg. 2009;124(6):1808–1819.

[31] Wong CH, Samuel M, Tan BK, Song C. Capsular contracture in subglandular breast augmentation with textured versus smooth breast implants: a systematic review. Plast Reconstr Surg. 2006;118(5):1224–1236.

[32] Dinah W, Rohrich RJ. The management of capsular contracture in breast augmentation: a systematic review. Plast Reconstr Surg. 2016;137:826.

[33] Stevens WG, Nahabedian MY, Calobrace B, Harrington JL, Capizzi PJ, Cohen R, et al. Five–year analysis for capsular contracture: a 5–year Sientra study analysis using round, smooth, and textured implants for breast augmentation. Plast Reconstr Surg. 2013;132:1115.

[34] Lesavoy MA, Trussler AP, Dickinson BP. Difficulties with subpectoral augmentation mammaplasty and its correction: the role of subglandular site change in revision aesthetic breast surgery. Plast Reconstr Surg. 2010;125:363.

[35] Rehnke RD, Groening RM, Van Buskirk ER, Clarke JM. Anatomy of the superficial fascia system of the breast: a comprehensive theory of breast fascial anatomy. Plast Reconstr Surg. 2018;142:1135.

[36] Galdiero M, Larocca F, Iovene MR, et al. Microbial evaluation in capsular contracture of breast implants. Plast Reconstr Surg. 2018;141:23.

[37] Randquist C, Gribbe Ö. Highly cohesive textured form stable gel implants: principles and technique. Chapter 23. In: Aesthetic and reconstructive surgery of the breast. Philadelphia: Saunders; 2010. p. 339–355.

[38] Graf RM, Bernardes A, Rippel R, Araujo LR, Damasio RC, Auersvald A. Subfascial breast implant: a new procedure. Plast Reconstr Surg. 2003;111:904–908.

[39] Siclovan HR, Jomah JA. Advantages and outcomes in subfascial breast augmentation: a two-year review of experience. Aesthet Plast Surg. 2008;32:426–431.

[40] Kronowitz SJ. Delayed-immediate breast reconstruction: technical and timing considerations. Plast Reconstr Surg. 2010;125:463–474.

第二章　乳房整形：隆乳固定术

M. Bradley Calobrace，Chet Mays

贺　涛　谭秋雯　吕　青　译

前言

　　乳房下垂是整形外科医生最常遇到的问题之一。虽然它可能是先天发育引起的，但更常见的是由减肥、激素变化、怀孕和 / 或衰老等后天因素导致的。在考虑采用哪种手术方法来塑造乳房外形时还必须考虑乳房的生理特征和患者期望的美学效果。在评估下垂乳房时，乳房的体积状态应该是初始评估的一部分。乳房固定术仅适用于主要关注乳房下垂的患者，而不能解决乳房体积不足或希望获得饱满上极的问题，因为该手术只能通过有限地切除或移位乳腺组织来复位乳房。乳房容量不足或想要达到显著上极饱满的患者需要在乳房固定术的基础上放置假体，以达到她们想要的形状。

　　为了达到以上目的，隆乳和乳房固定术可以同时进行，也可以分期进行。多年来同时行隆乳术和乳房固定术（隆乳固定术）的安全性存在争议。反对者认为与一期手术相比，二期手术是一种更安全的方法，亦可产生更好的美学效果。然而，过去几年中，大量的数据和报道证实了同时进行这两种手术的安全性和有效性。

　　谨慎的围术期决策是隆乳固定术获得良好效果的重要保障。对于合并乳房下垂的患者和 / 或要求乳房假体植入隆乳矫正乳房外形的患者，手术方式需经过完善评估后确定。这项评估包括恰当的乳房测量、乳腺组织密度、皮肤质量、乳头乳晕复合体和乳房下垂程度、胸壁特征、乳房在胸壁上的位置，以及患者期望。对于轻度下垂的患者，仅通过隆乳就可以达到足够的年轻化效果。如果有必要进行乳房固定术，则可以使用多种类型的术式，包括环乳晕技术、环乳晕垂直瘢痕技术、环乳晕垂直联合乳房下皱襞技术、

M. B. Calobrace (✉)

CaloAesthetics Plastic Surgery Center, Louisville, KY, USA

University of Louisville Division of Plastic Surgery, Louisville, KY, USA

University of Kentucky Division of Plastic Surgery, Louisville, KY, USA
e-mail: drbrad@calobrace.com

C. Mays
CaloAesthetics Plastic Surgery Center, Louisville, KY, USA

University of Louisville Division of Plastic Surgery, Louisville, KY, USA

© Springer Nature Switzerland AG 2021

K. Movassaghi (ed.), *Shaping the Breast*, https://doi.org/10.1007/978-3-030-59777-1_2

乳房下皱襞技术或倒 T 形瘢痕技术等。需要注意的是：皮肤切除部分的设计并不等于乳腺组织瓣中蒂的设计。蒂的设计主要是为了保证乳头乳晕复合体的血供，而皮肤切口设计可以基于许多不同的蒂来确定，并且它决定了最终瘢痕的位置。倒 T 形设计不需要下蒂，通常可以一起使用上侧、内侧或者上内侧蒂。

对于一期隆乳固定术确定最佳的假体腔位置也是必需的，包括：双平面胸肌后、筋膜下或腺体下腔。假体腔位置的选择会影响手术入路、皮瓣和乳头乳晕复合体的血供，以及长期效果。同样，有多种假体可供选择，以优化效果。假体的特性包括：假体的填充物、假体囊表面的纹理、硅凝胶黏聚力、假体囊内硅凝胶的填充比率、硅凝胶与囊袋的相互作用、凸度和形状都会影响术后并发症发生率，以及最终的美观效果。

以术前的所有决策为基础的手术操作对获得成功是极其重要的。手术应始终将安全放在首位，尽量不影响最终的美学效果。本章中我们将探讨手术技术的细节，以满足不同的乳房固定术设计、各类型假体的使用，以及术中所需的调整，以此优化外科医生方案的选择。只有临床决策与术者执行的完美结合才能带来最高的安全性、最佳的美学效果和更高的患者满意度。

术前评估

术前评估应该从乳房检查开始。乳房测量包括乳房基底宽度、胸骨切迹至乳头的距离、乳头至乳房下皱襞的距离（静止和最大伸展时），以及通过夹捏试验评估皮肤软组织厚度（图 2.1）。

也应该评估乳房下垂程度。经典的乳房下垂程度的评估是由 Regnault 提出的，根据乳头乳晕复合体与乳房下皱襞的关系来分级。这虽然提供了一些信息，但其本身并不足以描述乳房下垂的真实程度。

依据 Regnault 分类系统，不同程度乳房下垂的患者可能含有完全不同的乳房组分（乳腺组织和皮肤的质量）、乳腺组织体积，以及如图 2.2 展示的垂直冗余（vertical excess，VE）。

更完整的乳房下垂评估方法总结在表 2.1 中。

术前评估还应包括评估皮肤厚度和弹性、皮下脂肪的数量和分布、乳腺实质的成分和韧性、

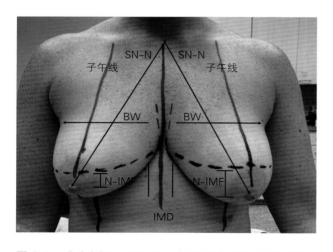

图 2.1 乳房测量。SN-N：胸骨切迹至乳头的距离；BW：乳房宽度；N-IMF：乳头至乳房下皱襞的距离；IMD：乳房间距。虚线表示新的乳房下皱襞位置

表 2.1 乳房下垂的评估

NAC 与 IMF 的关系（Regnault 乳房下垂分级）
1 级：乳头位于乳房下皱襞水平，高于腺体下轮廓
2 级：乳头位于乳房下皱襞水平以下，高于腺体下轮廓
3 级：乳头位于乳房下皱襞水平以下，位于腺体下缘
悬垂在乳房下皱襞以下的乳腺组织量
NAC 在乳丘上的位置
垂直冗余和水平冗余组织量
乳房在胸壁上的位置——低、中、高
乳腺实质和皮肤的质量、数量 / 厚度

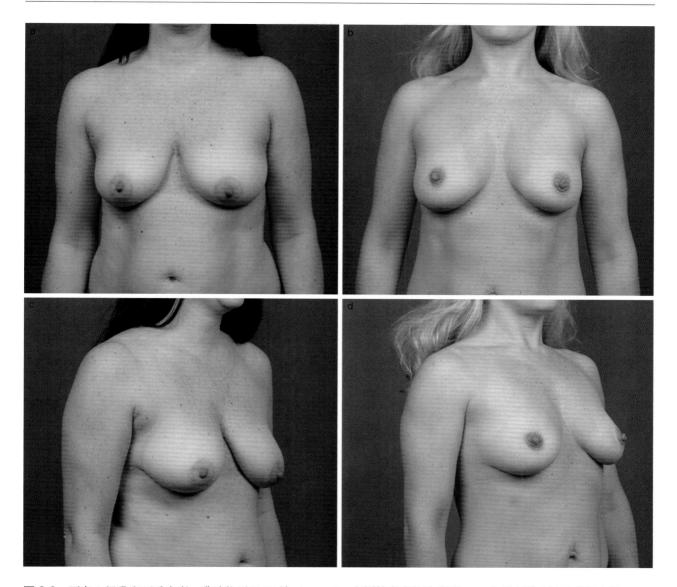

图 2.2　两名 1 级乳房下垂患者，乳头位于 IMF 处 （a ~ d）。右侧的患者从乳头到 IMF 位置有较大的垂直冗余量

Cooper 韧带的完整性、下层肌肉的质量和位置，以及下层胸壁的形状和斜度。乳房构成的所有这些方面都会影响乳房的形状，并最终影响术后效果。

　　确定垂直冗余程度将有助于确定应该选择的乳房固定术式。它还对患者分期有帮助。如图 2.2 所示，乳房下垂程度相似的患者可能会有非常不同的垂直方向的冗余组织量。垂直冗余等于新的乳头位置至原乳房下皱襞距离减去新的乳头位置至新的乳房下皱褶的距离 （表 2.2）。新的乳房下皱襞是通过选择新的乳头位置来确定的，等于 2cm （即 1/2 乳晕直径） + （6 ~ 8） cm （构建新乳房外形需要的乳房下极皮肤）。因此，新乳房下皱襞的位置几乎总是比新乳头位置低 8 ~ 10cm。这个下极弧长是根据最终的乳房大小估计的，乳房大小将包括假体和自身乳腺组织。这适用于乳房固定术、乳房缩小术和隆乳术。从新的 IMF 到原来的 IMF，所有额外的皮肤都是垂直过剩的 （图 2.3）。当垂直过剩长度 > 8cm 时，应考

表2.2 垂直冗余

垂直冗余（VE）
VE= 新乳头位置至原 IMF 的距离 – 新乳头位置至新 IMF 的距离
VE > 8cm 考虑分期隆乳

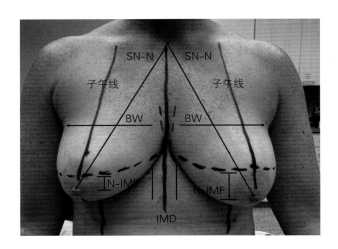

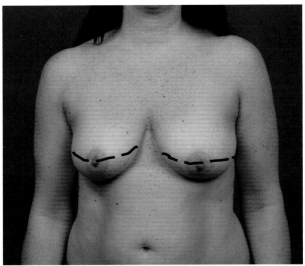

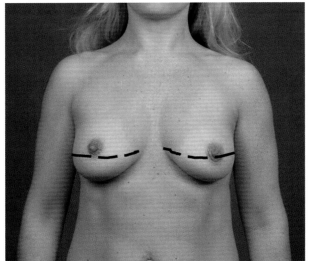

图2.3 左乳垂直冗余（黄线）是指新乳头位置至原乳房下皱襞的距离（绿线）减去新乳头位置至新乳房下皱襞的距离（紫线）。该患者的右乳没有垂直冗余，因为新乳头位置至原乳房下皱襞的距离（绿线）与左侧新乳头至新乳房下皱襞的距离相同

图2.4 比较2级乳房下垂但不同程度垂直过剩的患者。虚线代表 IMF 体表投影

虑分期隆乳固定术（图2.4）。

血液供应

在进行隆乳固定手术时，对血管解剖位置的熟悉和评估是安全实施手术的关键。乳房有丰富的血液供应（血供），包括乳内动脉穿支、胸外侧动脉、胸肩峰动脉，以及前外侧和前内侧肋间穿支。

为了确保在隆乳固定术中向乳头乳晕复合体和皮瓣提供最可靠的血液供应，最常使用上蒂，偶尔使用上内蒂（图2.5、图2.6）。上蒂由内乳动脉（IMA）的第二分支提供血供，该分支从第二肋间隙深层穿出，穿行在乳房内上区域的浅层，再进入乳头中线内侧约1cm处的乳头乳晕区。内侧蒂由从第三肋

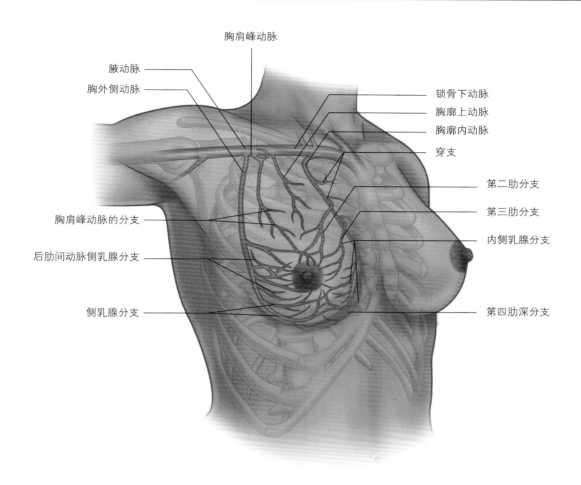

图2.5　乳房血液供应。内乳动脉（IMA）的第二分支供应上蒂。内乳动脉的第三分支供应内蒂。内侧动脉的第四分支供应下蒂

间隙穿出的 IMA 第三分支提供血供，类似地从浅层穿过乳腺实质到达乳头乳晕区的内侧。这些在乳房上极浅表位置的血管允许在不影响血液供应的情况下植入假体和进行乳房切除术。

　　然而，这些血管起源于假体囊袋内侧的胸骨缘，可能会在过度的胸肌内侧游离时被无意中损伤。

　　在隆乳固定术中不使用下蒂，因为在假体囊袋的形成过程中其来自内乳动脉第四分支的血液供应会被损伤，并且其沿着乳房下皱襞走行的内乳动脉第二分支血供又会在乳房固定术中被分离。

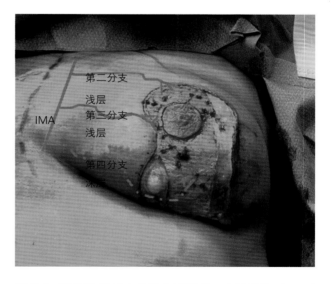

图2.6　乳头乳晕复合体的血液供应。内乳动脉（IMA）的第二分支供应上蒂。IMA 的第三分支供应内蒂。在乳房下部分较深平面上的 IMA 第四分支以虚线显示

因此，在大多数情况下下蒂设计的隆乳固定术并非是蒂内血供，我们可以期望的最好情况是随机血供。若在乳房固定术中认为下蒂可以提供血供，而在术中深入皮瓣内切除腺体组织，切断所需要的内侧和外侧浅表穿支可能会导致毁灭性的后果，包括乳头乳晕区或乳房皮瓣失活及坏死。因此，优选的蒂血供是从上方和浅层进入乳腺，可以提供更可靠和强健的血液供应。

此外，假体和囊袋的选择会影响表面乳房的血液供应。与腺体下 / 筋膜下囊袋相比，胸大肌后囊袋保留了肌皮穿支（除非进行广泛的双平面手术），对血供影响较小。同样，放置在囊袋中的较大假体，尤其是腺体下 / 筋膜下囊袋，可能会导致隆乳术后乳房张力过大，并可能造成乳头乳晕或表面的皮瓣缺血，继而导致皮肤或乳头乳晕坏死。

患者期望

需要通过隆乳固定术来塑造乳房形态的通常原因为体重减轻或产后乳腺组织松弛加重、妊娠纹、乳头和乳房下垂，以及实质体积和 / 或坚挺度下降。患者常不清楚她们在术中面临的挑战，并且可能期待如单纯隆乳术后的整形效果。隆乳固定术具有独特的挑战性，因为它需要用隆乳术扩大乳房，同时用固定术缩小乳房和皮肤包膜，因此隆乳固定术患者的期望值管理非常重要。

患者通常意识不到双乳不对称、乳房明显萎缩和胸壁的差异会影响最终结果。花一些时间确定患者想要的形状和效果很有必要，尤其是在乳头位置和上极的体积方面。同时还应该讨论隆乳固定术与单纯隆乳术在外形上的差别。在最近的一项比较隆乳术患者和隆乳固定术患者的生活质量研究中，隆乳术患者在许多心理社会方面对美学结果和生活质量明显更满意；而隆乳固定术患者对乳房外形、皮肤瘢痕、对称性和乳头乳晕复合体满意度则更低。手术设计时需考虑患者的期望，以达到患者满意的结果。希望看起来更自然的患者可以从胸肌后植入黏度较低的假体或塑形胸衣等装置中获益；而希望上极更饱满的患者可能需要黏度更高、凸度更高的假体，并且可能需要将假体放置在胸肌前层面。毫无疑问，隆乳固定术所能达到的效果是有局限性的，但是良好的围术期决策，特别是满足患者期望的手术方式更有可能为每个患者提供最佳的乳房形状。

必须讨论与乳房固定术和隆乳术相关的所有问题，包括相关的并发症和可能需要二次修复手术。需让患者清楚术后乳房上会有瘢痕，而且有时这些瘢痕的愈合时间无法预测，并告知患者清楚瘢痕的位置和预期的结果。

手术决策——分期或同步

乳房固定术

矫正乳房下垂可能不需要同时进行隆乳术和乳房固定术。不隆乳的单纯乳房固定术的理想人群是对自己的乳房体积相对满意的患者，手术的主要目的是寻求矫正乳房下垂和改善乳房形态。理想的候选人有足够的乳房体积，乳房下垂需要乳房固定术矫正，并接受与手术相关的瘢痕。患者应该追求更自然的

表 2.3 分期隆乳固定术的适应证

肥胖：BMI > 30
大而下垂的乳房：需要缩小体积
显著的乳房下垂：需 NAC 上提 > 5cm
垂直冗余距离 > 8cm
不切实际的期望：理解再次手术率 > 20%
拒绝戒烟的吸烟者

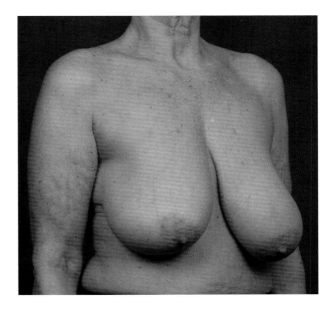

图 2.7 适合于先进行乳房固定术，术后 6 个月至 1 年再进行隆乳术的典型患者。她有一个较大的下垂乳房，需要缩小乳房体积并通过乳房固定术治疗 3 级乳房下垂

乳房上极，减少对上极凸度和完全乳沟的期待。部分乳房下垂患者只需要隆乳术就可以改善。

隆乳固定术

希望有更大的乳房体积或更丰满的上极和乳沟的患者最好使用隆乳固定术。例外的情况是患者希望达到这些效果，但不适合进行该手术或手术安全性不好时（表 2.3）。在这些情况下，可以在最初乳房固定术后 6 个月至 1 年进行隆乳术（图 2.7）。

假体选择

在隆乳固定术中，假体的选择会显著影响最终的术后效果。一期隆乳固定术中的假体选择具有更重要的意义，因为隆乳术是在固定术形成的软组织囊中进行的，这时软组织囊呈拉伸状态，组织更薄、更松弛，且对假体的耐受性更差。

假体的外形和尺寸

和单纯隆乳术一样，基于组织测量的术前计划在隆乳固定术中亦非常有益。乳房的底部宽度为选择乳房假体的尺寸提供了总体指导。在考虑假体宽度时，计算的关键是确定自体乳腺组织对隆乳后乳房最终宽度的影响。最佳假体宽度等于期望的最终乳房宽度（通常为腋前线至距胸部中线 1cm 处）减去自体乳房软组织贡献的宽度。其中自体乳房软组织贡献的宽度可通过内侧和外侧夹捏试验确定。

最佳假体宽度 = 期望的乳房宽度 −（1/2 内侧挤压宽度 +1/2 外侧挤压宽度）。

对于乳房下垂但皮肤较薄且乳房体积较小的患者，假体的确定与单纯隆乳术相同。在体积更大、更重的乳房中，这种计算方式可能会导致与单纯隆乳术相比更小的假体。当试图用有限的基底宽度获得所需的体积时，高凸度的假体可能更适合这些患者。然而，在计划施行隆乳固定术时必须考虑皮肤包膜松弛度。高凸度假体对皮肤包膜的影响立即作用在皮瓣上并且随着时间的推移有可能导致皮肤组织的拉伸变形，这种影响必须与患者对更大乳房体积的需求相平衡。对于需要隆乳和乳房固定术的乳房较重的患者，通常选择较高、较宽的轮廓但凸度较小的假体，以增加上极的体积并最小化对上层乳房的影响。过大的假体会产生长期影响，如：当乳房皮瓣围绕较大的假体闭合缝合时产生的过度张力，会影响乳头乳晕和乳房皮瓣的血供，导致缺血和坏死。假体囊袋的选择也会影响血液循环。由于假体对上层乳腺组织的膨胀和重量作用，作者更喜欢硅凝胶假体而不是生理盐水假体，因为生理盐水假体会导致更大的下极伸展、假体可触及、假体可见和更高的二次手术修复率。

光面假体 VS 毛面假体

除硅凝胶假体的大小和外形外，硅凝胶假体的囊袋也会影响最终结果。硅凝胶假体有光面假体和毛面假体可供选择。在美国，光面硅凝胶假体用得最多，而在其他国家和地区，毛面硅凝胶假体用得较多。光面假体有许多优势，包括自然的流动性、发生皱褶及可触及概率极低。光面假体倾向于停留在乳房囊袋的底部并随着覆盖的乳腺组织自然地继续下降。当进行隆乳术和乳房固定术时，光面假体可以被推移到乳房上部分，以消除闭合处的张力，并随着时间的推移自然下降回到新形成的皮肤包膜中。由于皮肤包膜松弛，当覆盖的乳房包膜不稳定时，外科医生通常将假体的可移动性作为优点。

无论是通过假体的黏附性或仅仅通过摩擦力，毛面假体在乳房囊袋中都具有更大的稳定性。一般来说，假体表面越不光滑，假体稳定性越强。作者认为，在多数行隆乳固定术的患者中，毛面假体可以显著提高手术的质量。随着时间的推移，毛面假体所赋予的稳定性似乎减少了乳房下极的拉伸变形。毛面假体可以是圆形假体或解剖型假体。与光面假体相比，毛面假体放置在腺体下层或筋膜下层时，与较低的包膜挛缩率相关。在特定的患者中，毛面假体可以在多种假体囊袋中使用。

在光面假体和毛面假体之间进行选择的挑战在于为每个患者确定最佳假体的同时需最大限度地减少不必要的后遗症。根据作者的经验，毛面假体可以在不稳定的乳房包膜中表现出色的稳定性，是许多患者的首选假体类型。胸壁倾斜的患者也是毛面假体的理想候选人，因为假体表面的粗糙纹理可以稳定假体并最大限度地减少假体移位，特别是限制假体向腋窝的侧向滑动。软组织坚实、覆盖良好的患者是毛面假体的理想候选人。当皮肤松弛度太大时，如在减肥患者中，在皮肤包膜内充分稳定时毛面假体是有挑战性的。当毛面假体被放置在非常松弛的皮下时，瀑布样畸形的发生风险将增加，我们必须对毛面假体稳定性的好处与这种风险进行权衡（图2.8）。

与光面硅凝胶假体相比，毛面假体更容易起皱。当被覆皮肤很薄容易导致假体起皱时，光面假体被证明是更合适的。但是，具有最佳填充物的更新的、黏度更大的假体可以显著减少起皱的风险。因此，光面假体和毛面假体在起皱方面

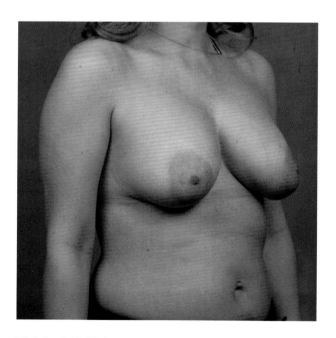

图2.8 瀑布样畸形

的差异可能更多的是在理论上的而非现实中的。毛面假体还有其他问题，包括：双包膜囊形成、迟发性血清肿，以及越来越多的研究证实的乳房假体相关的间变性大细胞淋巴瘤（breast implant associated-anaplastic large cell lymphoma，BIA-ALCL）。因此，在任何临床情况下，都必须公开及坦诚地讨论假体的优点及这些并发症的可能性并进行权衡，以协助假体选择。

解剖型假体

解剖型假体在某些患者中具有优势，并且可能适合于隆乳固定术。当然，所有解剖型假体都是毛面的，所以当考虑使用解剖型假体时，毛面假体的优点和缺点都需要被考虑。

解剖型假体的种类繁多，所有制造商都有一系列产品以适应不同形状的乳房和胸壁。解剖型假体通常会创造出具有更自然倾斜度的乳房上极。然而，由于增加了硅凝胶黏度，相较于其他假体，解剖型假体植入后乳房上极体积可能更稳定。一种高度大于宽度的假体可以为长胸型患者提供良好的体积分布，而不会过度增大乳房。乳房较高或基底宽的患者可以从宽度大于高度的成形假体中受益，从而在不过度增大乳房和/或乳房上极的情况下改善乳沟。

对乳房基底缩窄（管状乳房）或乳房结节畸形的患者实施隆乳固定术时，解剖型假体具有独特的优势。这些隆乳术通常与乳晕周围双环固定术联合进行，以优化效果。解剖型假体可提供比圆形假体更低的乳房凸度，允许通过隆乳改善乳房宽度和乳头位置。硅凝胶内聚性的增加和假体的粗糙表面增加了假体的稳定性，有助于改善乳房下极饱满度。解剖型假体的这些特性使得假体能够去改变和塑造紧绷的组织，而不是紧绷的组织限制和"塑造"了假体的外形。

其他假体特征

假体设计的进展提高了其为乳房创造不同形状的能力。假体的性能取决于许多特征：假体的设计、外壳、硅凝胶黏度、凝胶－外壳填充率，以及凝胶－外壳相互作用都会影响假体在体内的最终性能。基于假体内硅凝胶的黏度，硅凝胶假体现在可以有第四代和第五代假体供选择。所有解剖型假体都是第五代的，圆形假体可以是第四代的（如 Allergan Natrelle 或 Mentor MemoryGel 假体），也可以是第五代的（如 Sientra HSC 和 HSC+ 或 Allergan 软触感和黏结性假体）。硅凝胶黏度越大，在假体内就越稳定。假体黏度可能会影响乳房上极的外观，如成形假体的稳定倾斜外观及圆形假体的圆形外观。第四代硅凝胶在假体形状上的稳定性较差，导致上极更加自然，甚至无法长期保持上极的体积。

另一个特点是增加填充率，优化假体的填充。除了减少假体褶皱的风险外，还可以在上极产生更稳定的体积。所有制造商都已开发并提供了具有最佳填充率的假体。在皮肤更松弛、更薄的隆乳固定术患者中，最优充填的假体提供了更可预测的结果、更低的上极失败率和更少的假体皱褶风险。

假体囊袋的选择

隆乳固定术的囊袋选择往往是最易被忽视的一个方面，却可能对最终效果产生更大的影响。囊袋的选择包括胸肌后层、筋膜下层和腺体下层。表 2.4 列出了每种方法的优缺点。

到目前为止，双平面胸肌后囊袋是最常用的假体囊袋（图 2.9）。双平面囊袋允许肌肉后囊袋在乳房上部有额外的覆盖和支撑，如果上极夹捏试验显示＜2cm，为了避免上极假体可见和波纹征，首选双平面胸肌后囊袋（图 2.10）。同时腺体下囊袋允许乳房下极有更大的扩张度（图 2.11）。有趣的是，乳

表 2.4 隆乳固定术囊袋选择的优缺点

	优点	缺点
胸肌后层	• 包膜挛缩率低 • 提高假体覆盖率 • 波纹征及假体可见风险降低 • 自然的乳房上极 • 增强对假体的支持 • 增强乳腺 X 线成像效果	• 活动畸形 • 假体上移引起瀑布样畸形的风险增加 • 术后疼痛更显著 • 乳房下极扩张效果有限 （需要扩张的缩窄和下垂的乳房）
腺体下层	• 避免胸肌后植入引起的假体畸形或移位 • 缩窄或下垂乳房改善效果更显著 • 解剖平面更容易 • 减少术后不适 • 由于浅筋膜和深筋膜汇合形成乳房下皱襞，允许对乳房下皱襞进行操作	• 覆盖假体的软组织更少 • 增加假体的可见性、可触及性和波纹征风险 • 包膜挛缩率更高 • 与筋膜下囊袋或肌下囊袋相比，对假体特别是解剖型假体的支撑性和稳定性较差
筋膜下层	• 避免胸肌后植入引起的假体畸形或移位 • 与腺体下囊袋相比，在假体和皮肤之间提供额外的软组织覆盖 • 提供额外的支持，以减少假体边缘的可见性和可触及性（这在腺下放置时最为常见） • 筋膜提供假体的支撑，特别是在上极，以减少假体移位和解剖型假体旋转的风险 • 与肌下放置相比，术后疼痛更少 • 为假体和覆盖的乳腺实质提供了一层截然不同的隔离层	• 与肌下囊袋相比，软组织覆盖较少 • 更具挑战性的解剖，在保持筋膜完整的情况下将胸深筋膜与下层肌肉分离 • 与肌下囊袋相比，包膜挛缩率更高

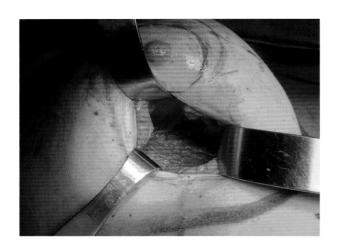

图 2.9 通过从胸大肌上游离乳腺组织来创建双平面囊袋

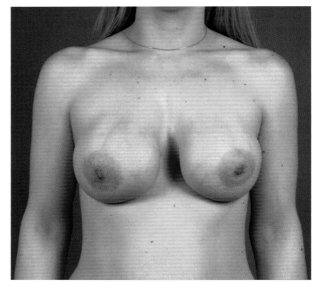

图 2.10 由于假体的软组织覆盖少而导致乳房上极出现波纹征

房下极越紧或越松，所需的双平面就越大。缩窄的乳房下极需要更大的双平面分离（2 级或 3 级），以允许下极的最大扩张。

　　下极的肌肉会限制在紧实的组织包膜中假体的扩张程度。双平面的额外实质暴露允许诸如放射状松解之类的实质扩张技术。非常松弛的乳房也需要更大的扩张来矫正。但人们可能会认为这没有必要，因为覆盖在假体表面的乳房可通过固定术收紧组织。然而，即使在乳房固定术之后，非常松弛的乳房也经常会从扩张不足的乳房下极和假体下面脱出，导致瀑布样畸形。假体对表面覆盖的乳腺组织有一定影响是隆乳术取得长期成功的一个重要但常被误解的概念。更松弛、更薄的乳腺组织包被，如减肥患者，即使行乳房固定术也需要假体的提升效果，以避免随着时间的推移出现瀑布样畸形。

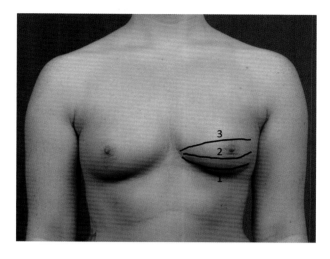

图 2.11　双平面水平：Ⅰ型双平面是分离胸大肌至 IMF 水平；Ⅱ型双平面是将乳腺组织从胸大肌游离至乳晕下缘；Ⅲ型双平面是将乳腺组织从胸大肌游离至乳晕以上水平

　　如果乳房上极皮肤夹捏试验结果 ≥ 2cm，筋膜下囊袋是可以的。作者认为，筋膜下囊袋适用于乳房上极皮肤夹捏试验结果 ≥ 3cm 的患者。在对假体囊袋位置进行决策时不仅要考虑覆盖的软组织厚度还要考虑软组织的质量。此外，假体选择影响了将假体放置在胸肌前的适当性，有很好的证据表明，当使用腺体下 / 筋膜下囊袋时，与光面假体相比，毛面假体具有更低的包膜挛缩率；同样，假体的大小也会影响在没有肌肉支撑的情况下的拉伸变形；最后，与胸肌后假体植入相比，胸肌前假体在上极的覆盖组织更少。因此，当假体植入位于胸肌前时，具有更大黏度、最佳填充率的毛面假体可能是更理想的假体选择，以限制随着时间推移的乳房下极变形并保持乳房上极体积。

乳房固定技术

　　当确定一期隆乳固定术是合适的手术方式时，乳房固定术的方法需基于术前评估确定。以乳房下垂程度的评估（表 2.1）来指导外科医生评估乳头乳晕提升的必要性、皮肤包膜缩小及可能的乳腺实质切除。

环乳晕切口

　　虽然发生率较小，但轻度乳房下垂、1 级乳房下垂或假性乳房下垂（N–IMF 距离 ≤ 10cm）、低乳头乳晕复合体（如缩窄性乳房畸形）或块茎状乳房畸形患者可能从环乳晕乳房固定术中获益。环乳晕乳房固定术可以中度抬高乳头乳晕复合体（≤ 2cm），并可以缩小乳晕直径。适合环乳晕乳房固定术的患者应该是乳房悬垂度较小，并且乳房横向松弛度有限的。环乳晕乳房固定术会造成乳房变宽和扁平，这对块茎状乳房畸形可能是有益的，但对于收缩扁平的乳房则是不可取的。这种方法主要是纠正乳头乳晕复合体（NAC）、改善 NAC 和乳房的形状，但几乎没有真正"抬起"乳房的能力，应该有选择地使用。

环形垂直切口

中度乳房下垂（1 级或 2 级）、需要 NAC 提升 ＜ 4cm、伴有中度乳房下垂的患者可以采用环形垂直乳房固定术，并沿乳房下皱襞（水平楔形）切除或不切除少量皮肤。这些患者往往有更多的水平方向松弛，需要收窄乳房，而垂直部分只需适度地缩小。

环形垂直联合倒 T 形皮肤切除

对于严重的乳房下垂（2 级或 3 级）、有明显的垂直过剩和悬垂于乳房下皱襞之下的乳房，环形垂直联合倒 T 形皮肤切除更合适。垂直过剩和松弛越大所需的水平楔形设计越大，沿着乳房下皱襞的切口越长。

当计划选择乳房固定术的类型时，区分乳房固定术蒂的设计和切除皮肤的设计两者的差异是很重要的。在隆乳固定术中，明显下垂乳房的设计通常是以上部分或上内侧蒂作为血供的环形垂直入路。唯一的区别是皮肤是否需要沿着褶皱切除。因此，即使在较为松弛的下垂乳房中，需要倒 T 形皮肤切除，其实质和蒂部的设计仍然是一种外旋垂直入路，由上部分蒂作为血供。在这些患者中，如果乳房较重且下垂严重，乳房下极实质切除和皮肤切除术是减少术后乳房下垂复发风险的最佳选择。

乳房下极固定术

偶尔有患者 NAC 处于令人满意的位置，特别是在继发性下垂病例中，但存在大量的腺体下垂或假性下垂。这些患者可能受益于简单的乳房下皱襞切除术（能轻松微笑着接受的乳房固定术）或垂直 – 水平切除术（帆船式乳房固定术）而不改变 NAC 的位置。这可以解决垂直和水平松弛问题而不会损伤 NAC 循环，但会在乳晕周围留下不必要的瘢痕。

手术技巧

术前标记

合适的术前标记提供了手术路线图，对于隆乳固定术的计划和执行至关重要（图 2.12）。术前标记为外科医生提供了对称的 NAC 位置和乳房固定设计。患者取坐位，绘制胸骨正中线及两侧乳房中线。乳房中线平分乳房，若有 NAC 移位，则乳房中线不会通过 NAC。然后画出乳房下皱襞，注意所有需要在术中处理的不对称。然后通过乳房中线在乳房前部画出 IMF 的体表投影。这种乳房固定术是基于良好的上蒂供血，而不依赖于最终的皮肤切除方式。

乳头位置的确定是基于乳房下皱襞的位置和对新乳房位置的期望。这可以通过模拟乳房固定术和识别 NAC 的可能位置来实现。乳头位置为乳房中线与乳房下皱襞体表投影线的交点，以此为中心标记 2 ~ 4cm 为新乳晕位置（图 2.13）。

在环乳晕入路术中需要标记新乳晕的位置。根据假体的大小，从乳头位置上约 2cm 或乳房下皱襞上方 6 ~ 8cm 处开始绘制。然后沿着两个点绘制一条椭圆形环线形成乳晕形状，并标出所需的皮肤切除的形状。

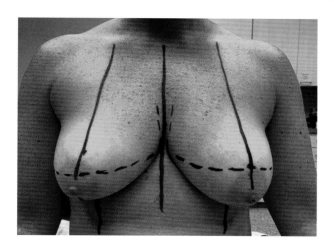

图 2.12 术前标记显示胸部中线、乳房中线、IMF 和乳房下皱襞的体表投影（虚线）

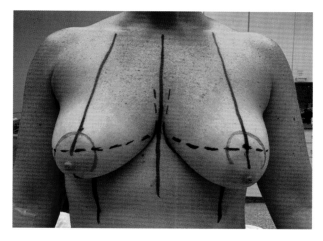

图 2.13 在乳房中线及 IMF 投影线上标记的 2~4cm 的新 NAC 位置

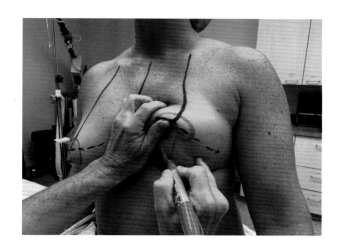

图 2.14 左乳向内侧旋转，用红色线标记侧向垂直切口的位置

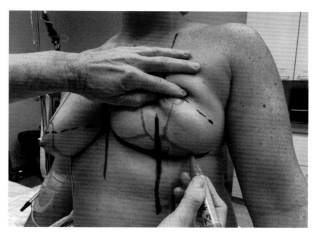

图 2.15 术前用红色线绘制的预期在 IMF 以上水平楔形切除，以缩短乳房固定术的垂直长度

垂直乳房固定术

当计划行垂直或倒 T 形乳房固定术时，从计划的乳晕上部开始向乳晕周围延伸，画出一个直径约 42mm 的乳晕范围。然后，将乳房向内侧和外侧旋转，以标记垂直切口的位置，注意假体的放置将增加体积，因此与未植入假体的乳房固定术相比，所需切除的皮肤更少（图 2.14）。

若垂直切口过长，可以选择修改切口设计，这些技术包括额外的乳晕周围皮肤切除（环形垂切口）或乳房下皱襞切口（环形垂直切除联合水平楔形切除）（图 2.15）。

乳房下垂较严重的患者通常需要更大程度的皮肤切除和 NAC 提高。根据皮肤的多余量，可能是长的倒 T 形切口和非常短的水平楔形切口。这些标记沿着乳房下皱襞绘制并在垂直瓣斜向向下延伸至与乳房下皱襞相交。当计划行隆乳固定术时，这些画线应该保留，以便在植入假体后进行调整。所有的术前标记都可为术中提供参考，但最终的 NAC 位置和所需的皮肤切除量将在放置乳房假体后在术中确定。

手术技术

患者取仰卧位，双臂外展 45°～60° 并固定于两侧（图 2.16）。

常规消毒铺巾后，再次确认术前标记和切口位置，并用无菌手术笔加强，以避免术中标记消失。术野每侧注射 50mL 0.25% 利多卡因、0.125% 丁哌卡因（布比卡因）、1∶400,000 肾上腺素（表 2.5，图 2.17）。

乳房处于最大拉伸状态，乳晕用直径约 42mm 的环形切割器标记（乳晕大小取决于所需的美观程度，范围为 38～45mm），并用 15 号手术刀切开（图 2.18）。

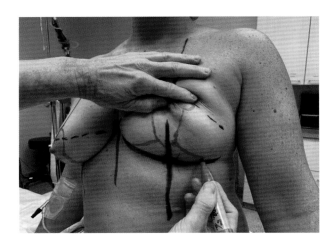

图 2.16　将患者手臂外展 45°～60° 并固定于两侧

表 2.5　乳房局部麻醉剂浓度

乳房局部麻醉剂配方	
0.5% 利多卡因	25mL
0.5% 利多卡因 /1∶200,000 肾上腺素	25mL
0.5% 丁哌卡因 /1∶200,000 肾上腺素	25mL
注射用生理盐水	25mL
总浓度	
0.25% 利多卡因，0.125% 丁哌卡因，1∶400,000 肾上腺素	100mL

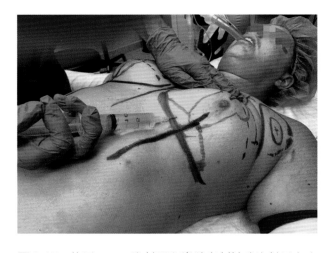

图 2.17　使用 20mL 注射器和脊髓穿刺针头注射局麻止痛药

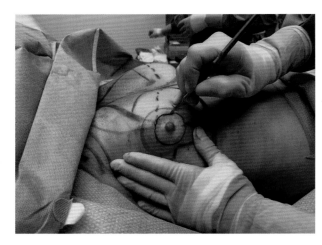

图 2.18　用 15 号手术刀切开 NAC

假体囊袋准备

一旦切开乳晕，进入乳房囊袋的途径就确定了。对于环乳晕切口乳房固定术，可通过之前计划的去表皮区域的乳晕下部分或通过 IMF 切口反向进入。通过乳晕的好处是减少了 IMF 处的瘢痕。也有学者提出，对于需要降低 IMF 位置的患者，从上面开始剥离可以使 IMF 逐渐降低，避免术前确定其新位置的必要性。然而，目前首选的入路是 IMF 切口。这种切口提供了更好的囊袋暴露和视野，且与较低的包膜挛缩率相关，允许缝合以稳定新的 IMF 位置。环乳晕入路术将皮肤边缘向下和向上牵拉，使用电刀下剥离至胸肌筋膜或直接切开乳腺组织（穿过乳腺实质），抑或沿皮肤向下剥离至乳房下皱襞皮下筋膜（图 2.19）。

笔者更倾向于使用跨乳腺实质法。如果计划从 IMF 反向切口进行假体囊袋剥离，则可通过 Scarpa 筋膜层进行剥离。在乳房下方行皮肤小切口后剥离至胸肌筋膜（图 2.20）。

当计划行垂直或倒 T 形切口时，可以通过乳晕周围、垂直或乳腺下入路进入乳房囊袋。在绝大多数情况下都建议使用垂直入路。从乳晕下部分至乳房下皱襞上方至少 2cm 的中线上向下切开乳腺实质，以进入囊袋解剖所需的层面（图 2.21）。

非常重要的一点是，不要将切口一直开到乳房下皱襞处，因为在关闭切口的过程中，乳房下方的区域（即"禁区"）将为组织提供保护（图 2.22）。

一旦穿过乳腺组织，则根据术前计划创建所需的假体囊袋。

图 2.19　乳晕周围切口的图示，在皮下或腺体平面进行解剖

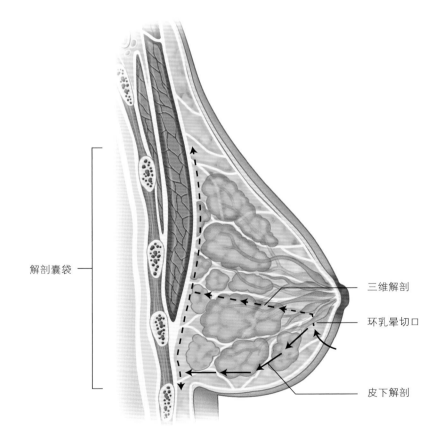

解剖囊袋

三维解剖

环乳晕切口

皮下解剖

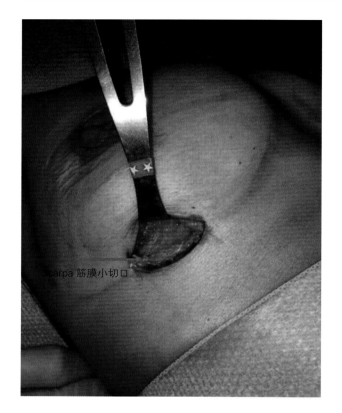

图 2.20　IMF 切口处 Scarpa 筋膜小切口

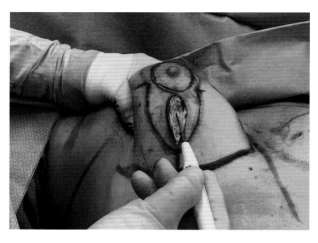

图 2.21　经垂直入路进入乳房，切口位于 NAC 下方

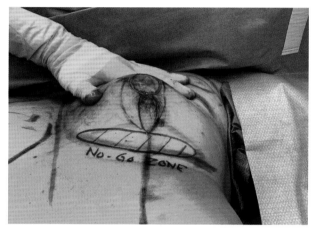

图 2.22　垂直剥离至 IMF 上方并保留一层组织（"禁区"）以保护 T 点处的假体

胸肌后双平面囊袋

　　向上牵引乳腺组织，电刀向下剥离至胸壁并暴露出胸大肌外侧缘，持续的乳腺组织上提是关键，因为乳房的悬吊韧带会同时提起胸大肌。需注意：除非你能抬离胸壁的肌肉，否则千万不要切开肌肉，因为不能提起的肌肉很可能并不是胸大肌，而是前锯肌、腹直肌或肋间肌。一旦确定了胸大肌的外侧缘，则可切开筋膜以暴露下层肌肉，进入胸肌后间隙向上解剖至囊袋上部分；然后在胸小肌和前锯肌的表面剥离至囊袋的外侧边界，剥离时尽量调小电刀功率，以避免损伤外侧皮神经而导致乳头乳晕复合体的感觉改变。特别重要的是，在术中应尽量减少囊袋外侧的剥离，以形成最佳的乳沟。

　　沿着计划的 IMF 松解胸肌，一般保持在乳房下皱襞上方 1cm 处松解，以防止胸大肌远侧肌肉形成斜角，影响 IMF 的位置（图 2.23）。

　　由于肌肉会向下回缩，直接在乳房下皱襞层面剥离常导致新 IMF 低于原计划的位置。当行 IMF 内侧剥离时注意在胸骨最内侧停止剥离是非常重要的，因为沿着胸骨最大限度地保留向胸骨过渡点（transition point，TP）的胸大肌远端附着点，是尽量减少胸肌缺失区与随后的内侧假体暴露和畸形的关键。锥形的胸肌松解形成的过渡区（transition zone，TZ）将 TP 与沿着胸骨的胸肌内侧身体主体相连接（图 2.24）。

确定了囊袋内侧范围并解剖离断所有沿肋骨附着的胸肌支即完成了假体囊袋解剖。用电刀而不是钝性分离这些肌肉可以改善术后乳沟外形，削弱胸肌对假体的压迫，同时电凝有止血的作用。在最初的囊袋解剖过程中，在 IMF 正上方及胸肌后面分离将产生双平面中的第一个平面。因此，游离胸肌在胸大肌后方的所有胸肌下囊袋实际上都是双平面囊袋，因为离断肌肉的远侧边界和乳房下皱襞之间是腺体深层。

不同的软组织状态和假体类型（表 2.6）所需的双平面水平各不相同。乳腺实质越多或乳房松弛度越高，所需的双平面水平越高。正是这种在乳房下极创建的腺体下囊袋造就了最佳的乳

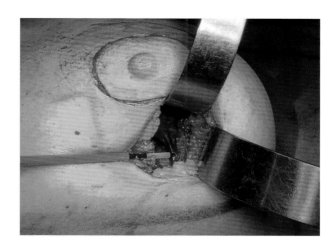

图 2.23　胸大肌的解剖应至少距离乳房下皱襞之上 1cm

腺—假体交互界面和软组织再塑形。在隆乳固定术中，乳房与假体的关系可以通过乳房固定术得到改善。然而，即使进行了乳房固定术，如果手术过程中未能制造最佳的乳腺—假体交互界面，也可能导致外观上乳房悬吊于假体前下方的瀑布样畸形。

对于需要降低 IMF 的案例，选择胸肌下囊袋可能具有挑战性，因为沿着胸壁在肌肉下方进行解剖以降低乳房下皱襞是有风险的。在乳房下皱襞水平沿胸壁的胸肌下解剖的层次比产生 IMF 的悬韧带结构更深。因此，在胸肌下囊袋假体植入术中的 IMF 降低需要过渡到胸大肌筋膜浅层的腺体下平面以降低 IMF。深达胸筋膜的切开可能会导致降低的乳房下皱襞和原有的乳房下皱襞结构同时存在，从而导致双下极畸形（图 2.25）。

当从上方切口施行解剖时这种情况更可能发生，例如经乳晕或腋窝入路。幸运的是，当使用 IMF 切口时，在原有乳房下皱襞下方，从皮下层平面开始一直游离到胸肌层，可以保证在合适的水平破坏原有乳房下皱襞结构。

筋膜下囊袋（图 2.26）

将乳腺腺体持续向前方牵引，即可显露胸大肌表面筋膜，在筋膜深层游离即可显露去筋膜的胸大肌纤维。上提胸大肌筋膜可以从 IMF 开始并向上分离，也可以随着乳腺组织向中央显露，在囊袋的形成过程中向上和向下解剖。重要的是，乳房下皱襞是附着在胸大肌上的深筋膜和乳房浅筋膜的融合，当牵起深筋膜下缘时注意不要破坏乳房下皱襞。胸大肌筋膜下缘较薄，最好用电刀切断以抬离肌肉。继续向前牵拉乳房会使附着在其下方的筋膜组织整体被牵起，保留胸肌筋膜与乳腺组织之间的解剖联结，向上部内侧和外侧进行分离以创建所需的囊袋。与其他隆乳方式一样，囊袋控制是关键。避免横向过度剥离囊袋以优化假体的内侧投影，可最大限度地减少假体侧向移位。与胸大肌后假体植入相比，胸肌筋膜下假体的侧向移位风险更小，因为它们缺乏胸肌收缩所造成的有力的横向作用。在囊袋内侧解剖时需注意中线位置，以避免囊袋的过度解剖导致双侧乳房囊袋相通。筋膜在靠近胸骨处附着在深层的胸肌上，相较于腺体下囊袋，筋膜下囊袋可限制内侧的过度解剖。需要提醒的是：如果需要降低 IMF，解剖将过渡到腺体下囊袋，因为形成乳房下皱襞的筋膜位于胸肌深筋膜的表面。

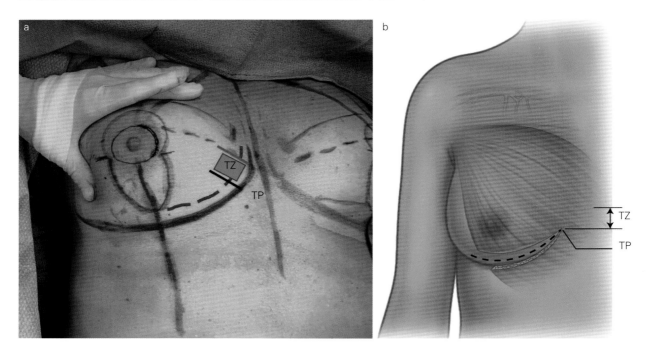

图 2.24　a. TP 指不再继续将胸大肌从肋骨附着点完全离断的过渡点（深黑色垂直线）。蓝色虚线表示在 IMF 上方 1cm 处的胸肌释放示意图。TZ（绿色阴影区域）是胸大肌从 TP 到胸骨间变薄的过渡区。b. TP（过渡点）和 TZ（过渡区）示意图

表 2.6　双平面类型

双平面类型	描述
I 型	沿 IMF 完整离断胸大肌
II 型	与 I 型相同，加上胸大肌从覆盖的腺体中释放出来至乳晕的下缘平面
III 型	与 I 型相同，加上胸大肌从覆盖的腺体中释放出来至乳晕的上缘平面

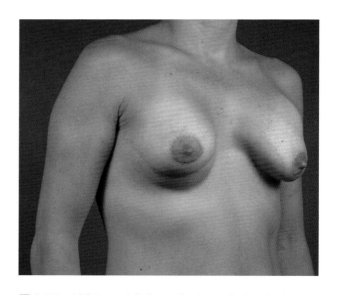

图 2.25　斜位图显示右乳双下极畸形和左乳瀑布样畸形

腺体下囊袋（图 2.27）

　　腺体下囊袋位于胸大肌筋膜的表面。当向胸壁解剖时，将乳房及其下一层薄筋膜以一个整体向上的方式持续牵引，使胸大肌筋膜附着在肌肉上，胸肌表面的筋膜覆盖了肌肉纤维的表面。向上部分、内侧和外侧进行解剖，以创建所需的囊袋。乳房下皱襞是附着在胸肌上的深筋膜和乳房浅筋膜的融合，当乳房被抬离胸大肌筋膜时，注意避免破坏乳房下皱襞结构，避免横向过度解剖囊袋以优化假体的内侧凸度，并最大限度地减少假体的侧向移位。但因缺乏胸肌收缩的横向作用力，与肌肉下层假体植入相比，腺体下植入假体的侧向移位风险更

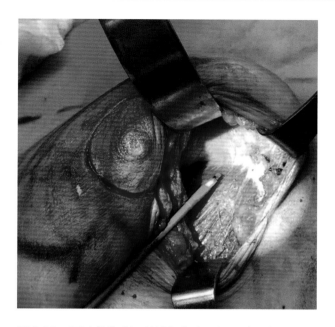

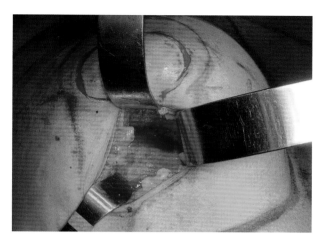

图 2.27　通过将乳腺组织抬离胸大肌形成腺体下囊袋。随着乳腺组织的抬起，反光的胸大肌深筋膜仍然附着在深层肌肉上

图 2.26　通过将胸大肌筋膜提起离开深层胸肌创建筋膜下囊袋。在这张图片中筋膜仍附着在乳腺组织上

小。由于没有胸肌后平面解剖时的肌肉附着于胸骨的限制，在腺体下平面向内侧进行解剖分离时可能导致中线结构的破坏，过度的内侧剥离可导致假体向内侧移位及术后不对称，而且对胸壁向内侧凹陷或倾斜者尤其如此，需要特别注意限制内侧的剥离。如果需要降低 IMF 则更容易完成剥离，因为腺体下平面下部分的剥离恰好在消除原乳房下皱襞的平面。

假体植入

　　一旦完成囊袋剥离后应立刻完成止血程序。在囊袋剥离的过程中需主动止血，以减少血液对组织的染色，有利于分辨解剖组织层面。用抗生素 / 聚维酮碘三联溶液（1g 头孢唑啉钠 +80mg 庆大霉素 +50mL 聚维酮碘 +500mL 生理盐水）冲洗囊袋并进行最后的止血检查。植入前将假体浸泡在冲洗液中。术者更换手套，并用冲洗液冲洗以清除囊袋内残留物。在传送袋（如 Keller 漏斗）的辅助下将假体植入构建好的囊袋中（图 2.28）。传送袋的使用在隆乳固定术中更有益处，因为在绝大多数患者中，假体是通过乳晕周围或垂直切口植入囊袋的，这些切口致使假体需要穿过负载细菌的乳腺组织，而传送袋提供了一种"最少接触"技术，与包膜挛缩率的降低相关。通过传送袋放入假体，可使假体与周围乳腺组织的接触最小化或无接触地通过乳腺组织被送达囊袋内。传送袋的开口应足够大，以便假体容易通过套袋出口。可以在植入前将带有冲洗液的假体放入传送袋内测试确认。术者还可在传送袋中确定假体的方向，通过在传送袋后部施加压力，假体从传送袋中滑入预制的囊袋内。

　　一旦假体进入囊袋中，需用手指辅助评估和调整囊袋内的假体，以确定其在适当的位置并确保乳腺实质在假体上适当的覆盖。这一操作对于毛面假体（圆形或解剖型）尤其重要，因为这些假体的移动性较差，不太可能拉伸囊袋。因此，如果在切口闭合前不消除囊袋中假体的变形或起皱，则可能成为永久性变形。

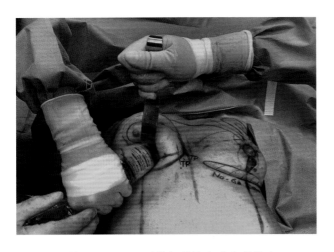

图 2.28 使用 Keller 漏斗将假体植入乳房囊袋中

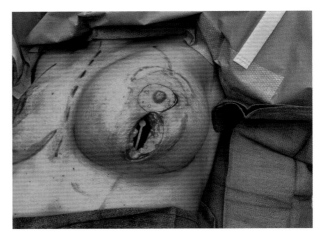

图 2.29 假体上的白色条纹用来保持解剖型假体位于垂直方向

当使用解剖型假体时，必须确保假体放置合适，并确保方向标记或标签的位置正确（图 2.29）。

应避免重复取出和放入假体，以减少假体或切口损伤、潜在污染和囊袋剥离。这对于解剖型假体尤其重要，因为过度游离造成的囊袋过大可能导致术后假体旋转。

调整及缝合见图 2.30 ~ 图 2.32。

一旦假体放入囊袋并正确定位，就需要进行乳房固定的最后一步。调整是塑造最佳胸形的关键一步：在环乳晕入路术中，乳晕被固定到外圆并在去上皮之前调整成理想的形状；垂直或倒 T 形入路中，通常从新的乳晕下部分位置（6 点钟位置）开始将内侧和外侧皮瓣连接在一起并依次向下缝合，通过稍微收紧或稍微放松来调整，以形成所需的乳房下极形状；如果仅采用垂直入路，则计划的切除范围逐渐向下延伸至乳房下皱襞处。下极皮肤的长度（从下乳晕到 IMF 的距离）取决于假体的大小和乳腺实质的情况，对于大多数隆乳术此长度通常为 6 ~ 8cm。如果在修剪时这一距离过大，可选择以下两种方案解决：扩大乳晕周围外环切口以缩短多余垂直长度（垂直入路），或水平楔形去除褶皱处的皮肤以缩短垂直翼。当然这会在皮肤上留下一个短的水平瘢痕（被称为猫头鹰脚）或向外侧扩展为 J 形乳房固定术。如果垂直过剩部分较多，水平楔形切除将形成倒 T 形。患者半坐位外展双臂至 45° 体位可确认乳房形状和对称性。

如果有必要，我们需要调整到最佳效果。

值得一提的是，完成调整后须对 NAC 的位置作出最终决定，此时皮肤尚未被切除，有充足的弹性和组织量以满足乳房形态调整：乳晕的位置可以上调或降低，使之位于乳房正中位置的最凸点上，以优化乳房形状。在考虑 NAC 位置时可以从下向上、从上向下或两者同时进行确认：自上而下指胸骨上凹至乳晕（或乳头）顶部的距离，自下而上指 IMF 至乳晕（或乳头）下方的距离。在调整过程中使用这两种技术有助于确定 NAC 位置和对称性（图 2.33、图 2.34）。

一旦确认 NAC 位置后，患者取仰卧位。使用亚甲蓝或手术笔标记设计切口线。

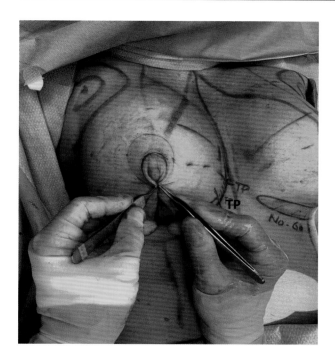

图 2.30 用订皮器初步使乳房成形。从 NAC 的 6 点钟方向开始，将内侧和外侧垂直腺体瓣连接在一起并向下缝合

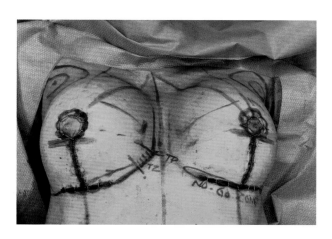

图 2.32 两侧乳房及水平楔形切口使用订皮器固定

腺体瓣和蒂分离

环乳晕入路术中乳晕与外环之间的区域去表皮化。虽然 IMF 反向切口是隆乳的首选通道，但如果使用环乳晕入路，则必须首先用 2-0 可吸收

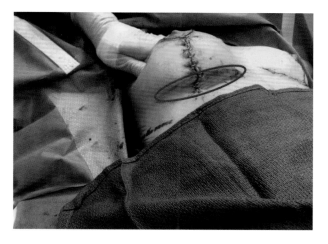

图 2.31 蓝色椭圆形显示，在初步乳房成形后需要水平楔形切除部分组织，以处理出现的垂直过剩

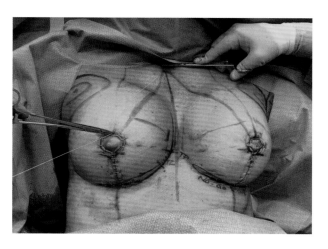

图 2.33 采用从胸骨切迹至乳晕顶部的距离以确认 NAC 的位置是对称的

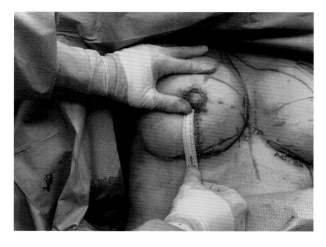

图 2.34 自下而上测量从 IMF 到 NAC 下边界的距离为 6~8cm

缝合线关闭深层乳腺组织，对真皮进行烧灼，以达到最大限度的收缩（图 2.35）。

真皮要么保持完整要么只是在外围切开，形成一个小凸起，以便于闭合。用 3-0 Gortex 线以车轮方式缝合（图 2.36）。

垂直隆乳固定术首选上蒂。用手术刀勾勒出切口的轮廓，注意切开时确保不切穿真皮层，乳晕周围区域去上皮化（图 2.37）后沿着皮肤设计线在真皮上做全层切开。然而，乳晕上方真皮需保持完好无损（从 8 点钟至 4 点钟方向），以作为上方真皮蒂。

下极减容

若患者非常瘦，例如进行二次修复手术或皮肤像纸一样薄的患者，垂直皮肤 ± 水平皮肤需去上皮化，以增加乳房固定术中额外的软组织覆盖和力学支持。然而，大多数乳房下垂患者在下极有大量多余的皮肤和乳腺组织，在这些患者中下极减容可能是减少乳房下垂复发风险的最重要步骤。沿内侧和外侧垂直切口切开形成乳腺瓣，厚度约为 2cm 或更厚；在垂直切口中央从乳晕到乳房下皱襞的组织是乳

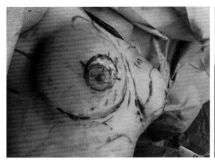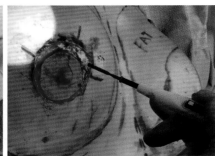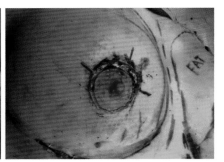

图 2.35　烧灼真皮使乳晕周围组织收缩，促进无张力闭合

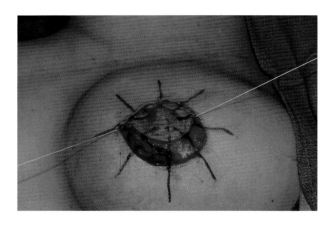

图 2.36　用 3-0 Gortex 线以车轮方式缝合乳晕区

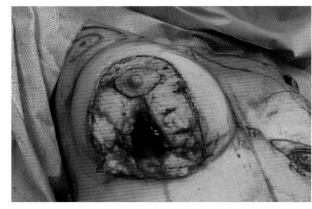

图 2.37　乳晕周围和垂直瓣去上皮化。注意 NAC 周围的真皮在 8 点钟至 4 点钟方向之间需保持真皮层完整，以维持 NAC 的血供

腺下极部分组织，对于复发性乳房下垂患者，对该组织进行积极的切除可以减少随着时间推移出现的下极拉长，同时也可以减少下极乳房固定术切口闭合时的张力；行下极减容时应切除浅层乳腺组织，保留深层乳腺组织和乳腺后筋膜；尤其重要的是，要保持位于 IMF 上方乳腺组织的切除"禁区"（no-go zone），此假体的基底部分，并可在 IMF 皮肤切口裂开时为假体提供保护（图 2.38）。

深筋膜悬吊

一旦蒂形成后，就可以切除多余的皮肤和乳腺组织，并对假体囊袋进行闭合。这一步对于在假体上形成膜状闭合，进而逐渐形成下极的形状

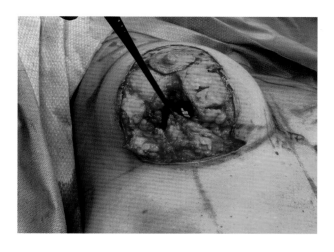

图 2.38 IMF 上方的切除"禁区"为假体提供了额外的保护

非常重要。在乳房固定术中主要应通过实质塑形而不是收紧皮肤来塑形乳房下极，随着时间的推移，这一处理可以增加结局的稳定性。从乳房下极开始，也就是乳腺组织切除"禁区"的上方，外侧乳腺瓣和内侧乳腺瓣在乳房后间隙侧用 2-0 薇乔线在假体表面缝合。这种 2-0 薇乔线由下向上逐渐缝合至 NAC，持续收紧外侧乳腺瓣和内侧乳腺瓣形成所需的下极形状。这一步骤不仅仅是闭合假体腔，它亦是乳腺实质垂直塑形以控制整个乳房形状和垂直投影。这种闭合为保护下方假体增加了一层组织（图 2.39）。

一旦关闭乳腺囊袋，多余的下极组织应该被切除，以改善乳腺实质塑形。下极减容可以减轻上覆皮肤的压力，有助于术后保持乳房形状，减少乳房下垂复发风险（图 2.40）。在切除下极组织时需注意不要破坏切除"禁区"的组织。

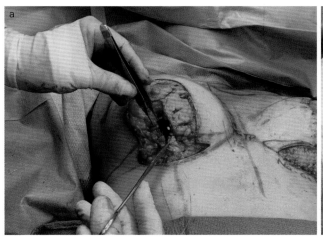
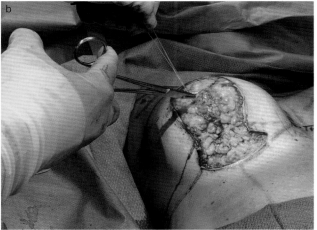

图 2.39 使用 2-0 薇乔线缝合假体囊袋深层，以提供额外的闭合层（a、b）

关闭

沿垂直切口使用 2-0 薇乔线缝合深层腺体实质，使内侧和外侧乳腺瓣在中线处闭合（图 2.41）。

使用 3-0 PDS 线间断缝合所有切口（图 2.42）。垂直和水平切口用 4-0 Monocryl 线连续皮下缝合。乳晕区使用 3-0 PDS 线间断缝合真皮层及 5-0 尼龙线连续缝合。使用无菌敷料覆盖切口后沿乳房侧缘和乳房下皱襞放置轮廓胶带。乳房用纱布和弹性绷带加压包扎。

术后护理和预期效果

指导患者维持所有敷料及引流 48 小时，在随后 4 周内取掉外层敷料、穿运动文胸，术后 1 周使用抗生素软膏和定期更换无菌纱布护理切口，患者可以在 48 小时后洗澡，在第 4 天和第 7 天去除轮廓胶带，术后 6~7 天拆除乳晕周围的尼龙线，表皮下的 Monocryl 线 2 周后脱离皮肤时剪断拆除，所有患者在 2 周后开始使用硅凝胶或硅凝胶膜进行减疤处理，患者几乎可以立即恢复日常生活活动，通常在 4 周时允许运动，6 周时允许负重。

应该告知患者在愈合过程中她们可能会出现乳房肿胀和僵硬，随着时间的推移，乳房会持续软化，在术后数月内乳房会放松，6 个月后隆乳效果稳定，但瘢痕会在第一年继续改善，乳房的额外放松会在更长时间内达成。

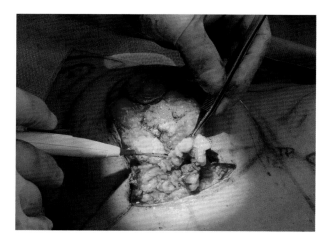

图 2.40　在关闭乳腺囊袋之后及关闭皮肤切口之前切除多余下极组织，以减少体积

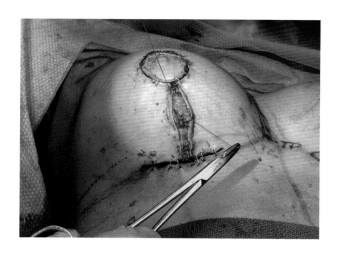

图 2.41　用 2-0 薇乔线关闭内侧乳腺瓣及外侧乳腺瓣，以提供乳房下极的最终形状和支撑

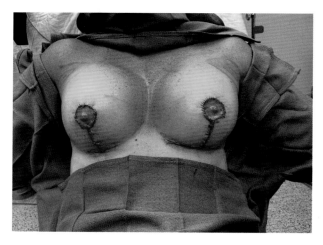

图 2.42　关闭切口后患者半坐位于手术台

并发症

隆乳固定术的并发症主要包括组织相关或与假体相关两大类。因术中先后进行了两种独立的手术，故两种术式相关的并发症均可能出现。术后早期的并发症很少，早期唯一值得关注的是乳头乳晕复合体或皮肤皮瓣局部缺血。局部缺血可能是由于蒂的剥离，但往往是继发于闭合皮肤时的过度张力和皮下组织的容量问题，一旦发现，应拆除所有缝合线以评估血液循环改善情况，即颜色改善、足够的毛细血管回流和针孔出血；重要的是确保蒂部没有张力、没有扭曲或受损。外用硝酸甘油或二甲基亚砜可改善静脉回流。如果由于皮瓣下的容积过大导致闭合后皮肤过紧，可以移除额外的乳房容积或缩小／移除假体，以降低闭合张力；如不能确定血供恢复情况，应开放 NAC 周围创面，在 NAC 血供改善后，于第 2天闭合创口。

血肿通常发生在术后 24 小时内，但随着活动增加，以及血栓在烧灼血管的末端被吸收，偶尔也会在第 10 ~ 14 天出现晚期血肿。在没有假体植入的乳房固定术中，囊袋内的少量血液通常不太令人担心。如果囊袋内的血肿在假体周围就需要进行探查和清洗，以减少术后包膜挛缩的风险。早期血肿（术后不到 1 年）多与毛面假体有关，通常仅需针吸治疗；如果是顽固性的血肿，可能需要更换为光面假体。

二次手术

晚期后遗症包括瘢痕增生、复发性乳房下垂、假体移位、不对称、晚期血肿和包膜挛缩，这些可能需要二次手术，以改善最终的外形。大多数二次手术需在首次术后至少 6 个月或更久进行，此时包膜已形成、软组织重塑和结果稳定。

皮肤瘢痕通常是由闭合时张力过度和术后肿胀引起的，当瘢痕成熟的环境较为理想时可以通过瘢痕修复术加以改善；假体移位需要缩小内囊袋，必要时可能需要补片加固；下极牵张畸形和复发性乳房下垂的处理方法类似，可能需要行乳房固定术。

包膜挛缩是假体相关手术进行二次手术的主要原因，可在术后 1 年内早期发现，也可在数年后发生。对于早期包膜挛缩可以采取非手术治疗，包括按摩（如果是光面假体）、超声治疗（Aspen）、维生素 E 治疗、白三烯抑制剂（顺尔宁）治疗和可能的短期抗生素治疗。如果非手术治疗失败，3 级和 4级包膜挛缩需要进行手术干预，治疗包括以下一种或多种方法：囊袋切除术、囊袋切开术、假体更换、囊袋更换、放置脱细胞真皮基质膜片和／或乳房囊袋引流。在晚期包膜挛缩病例中最重要的是尝试询问任何可能解释其发展的病史，如创伤、牙齿清洁、鼻窦或尿道感染等。对所有晚期包膜挛缩患者应考虑假体破裂的可能。如果需要进行手术治疗，外科医生应该准备好假体破裂时更换假体，假体更换通常是计划中减少挛缩复发的方法之一。如果采用非手术方法治疗包膜挛缩，也应考虑通过影像学检查以排除假体破裂的可能。

晚期血肿（发生在 1 年后）比较罕见，多与毛面假体有关。尽管几乎都是良性的，但晚期血肿也是 BIA-ALCL（乳腺假体相关的间变大细胞淋巴瘤）最常见的表现。必须充分地评估，包括：超声引导下抽吸血肿、CD-30 检测、细胞组织学和流式细胞术检测。一旦排除了 BIA-ALCL，血肿可以像早期血肿一样治疗，如果诊断为 BIA-ALCL，则应采取肿瘤外科干预。

结论

通过适当的术前评估和准确的手术治疗，隆乳固定术可以取得良好的治疗效果。除乳晕周围入路外，所有其他隆乳手术均采用基于上蒂血供的垂直固定术。手术过程中蒂的选择和设计不涉及皮肤切除方式，皮肤切除方式可以是垂直的，也可以是完全倒置的 T 形，这种方法在任何囊袋和假体中都可以使用。避免复发性乳房下垂是手术成功的标志，限制乳房假体的大小和积极地去除乳腺下极实质的膨隆可以减少这种风险。下极筋膜在假体前分层闭合悬吊成形可提供更有力的支撑及保持随后时间里的乳房形状。尽管大多数整形外科医生认为掌握本章概述的技术具有挑战性，但这将为改善治疗效果、减少术后并发症的发生率和确保患者高满意度提供更好的指导。

案例

案例 1（图 2.43）。

案例 2（图 2.44）。

案例 3（图 2.45）。

案例 4（图 2.46）。

案例 5（图 2.47）。

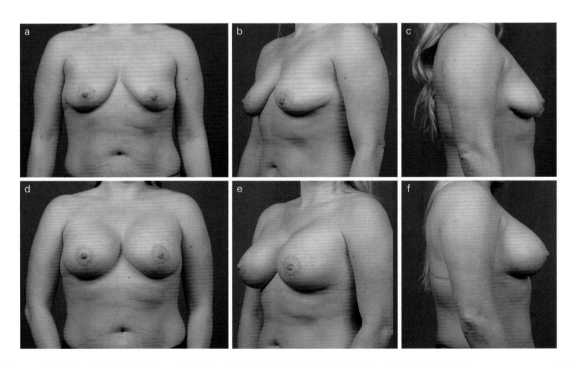

图 2.43　一名患有 1 级乳房下垂的 33 岁女性，行双侧乳晕周围垂直固定术，右侧胸肌后植入 350 ~ 400mL、左侧植入 350 ~ 400mL 圆形中凸度生理盐水假体（a ~ f）

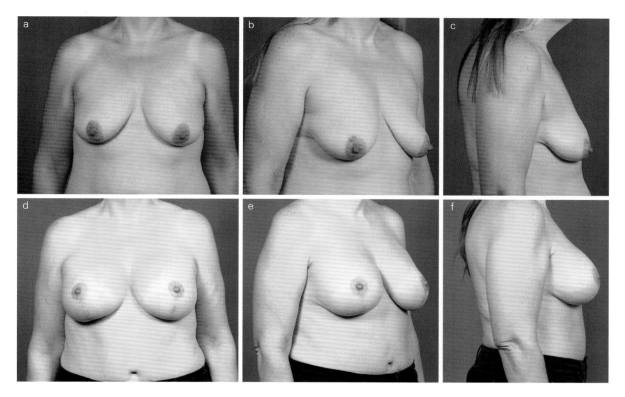

图 2.44　一名患有 2 级乳房下垂的 54 岁女性，行双侧倒 T 形乳房固定术，胸肌后植入 425mL 光滑圆形中凸度硅凝胶假体（a ~ f）

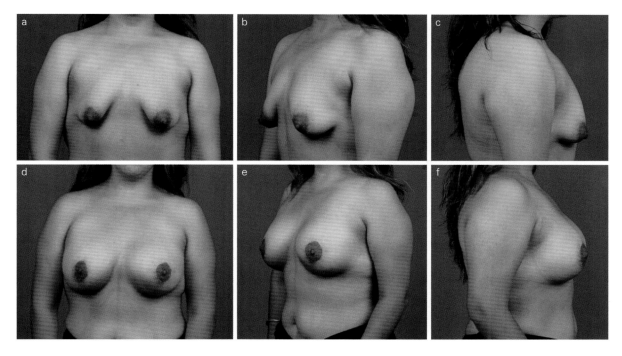

图 2.45　一名 27 岁管状乳房伴 2 级乳房下垂的女性患者，行双侧乳晕周围乳房固定术联合胸肌后双平面毛面中凸度假体植入（右侧：525mL；左侧：485mL）（a ~ f）

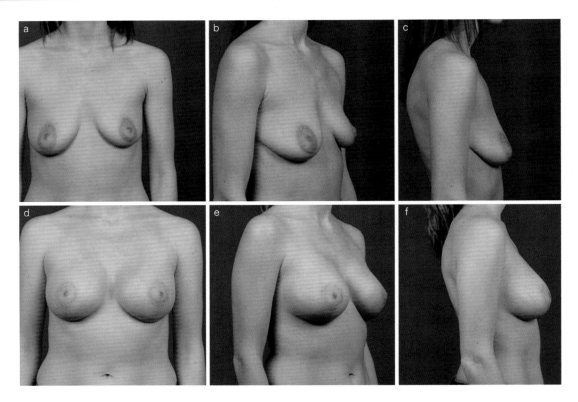

图 2.46 一名患有 2 级乳房下垂的 24 岁女性，行双侧环乳晕垂直乳房固定术及胸肌后双平面中凸度毛面解剖型假体 （400mL）植入隆乳术（a ~ f）

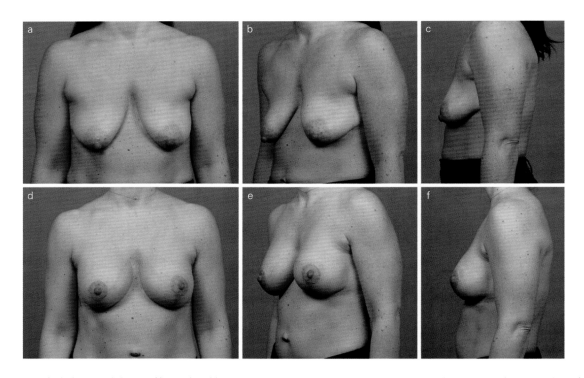

图 2.47 一名患有 3 级乳房下垂的 40 岁女性，行双侧环乳晕垂直短水平切口乳房固定术及胸肌后光面中凸度硅胶假体 （305mL）植入术（a ~ f）。该患者还接受了双侧腋窝的超声辅助吸脂手术

编者评论

　　这一重要章节介绍了较难掌握的乳房下垂的治疗方法。隆乳固定术可能是我们展示的最有价值但也最令人沮丧和最具争议的手术之一。使这个手术如此具有挑战性的是在不理想的软组织包膜中扩张和收紧的反作用力。为了达到理想的效果，外科医生须对患者的解剖结构和组织质量、生物维度规划和乳房固定术设计有很好的了解。

　　作为这一领域的先驱者，Drs. Calobrace 和 Mays 以一种详细而有条理的方式分享了他们的专业知识，他们回顾解剖学特征，以及如何决定是一期手术还是二期手术，对于新手外科医生来说，重要的是，要认识到分期手术是一个完全可以接受的选择，有时会带来更安全和更好的效果。先行乳房固定术还是先行隆乳术取决于患者的意愿和乳房下垂的程度。

　　作者强调了隆乳术和隆乳固定术在生物维度规划方面的一些差异。重要的是，他们提到在这个手术中使用较小体积的假体，以减少腺体较多患者的瀑布样畸形。

　　作者出色地区分了下蒂乳房缩小术和上蒂、上内侧蒂倒 T 形乳房固定术的血供，关于垂直和倒 T 形乳房固定术的术前标记技术的描述，主要是为了学术目的，并没有太多的临床意义。正如作者所指出的，设计和皮肤切除量的最终确定是在植入物就位后通过调整和缝合技术完成的。

　　作者强调从乳房下极切除多余腺体组织以减少再次下垂风险的重要性。然而，重要的是，修复这个区域的浅筋膜系统以帮助塑造乳房外形，就像我们在面部拉皮术中修复 SMAS 层一样。

　　不同观点：作者描述了进入囊袋的不同方法，他们主要使用通过腺体实质的入路，如通过垂直切口放置假体，虽然这可能让假体的放置更加便利，但它暴露了假体与乳腺实质，并可能增加假体表面菌膜的风险。在我的实践中，无论乳房固定术的设计如何，我都使用 IMF 切口植入假体；在进行乳房固定术之前，我要像初次隆乳一样闭合乳房囊袋；在环形垂直和倒 T 形乳房固定术的病例中，我和作者一样，在 IMF 切口上方留下一层组织袖带作为安全层，以最大限度地减少在 T 形交界处裂开时潜在的植入物暴露的风险。

　　再次向编写隆乳固定术精彩章节的 Drs. Calobrace 和 Mays 表示祝贺！

Kiya Movassaghi

参考文献

[1] Hoffman S. Some thoughts on augmentation/mastopexy and medical malpractice. Plast Reconstr Surg. 2004;113:1892–1893.

[2] Nahai F, Fisher J, Maxwell GP, Mills DC II. Augmentation mastopexy: to stage or not. Aesthet Surg J. 2007;27:297–305.

[3] Spears SL. Augmentation mastopexy: "surgeon beware". Plast Reconstr Surg. 2003;112:905–906.

[4] Stevens WG, Macias LH, Spring M, Stoker DA, Chacón CO, et al. One-stage augmentation mastopexy: a review of 1192 simultaneous augmentation and mastopexy procedures in 615 consecutive cases. Aesthet Surg J. 2014;34:723–732.

[5] Calobrace MB, Herdt DR, Cothron KJ. Simultaneous augmentation/mastopexy: a retrospective 5-year review of 332 consecutive cases. Plast Reconstr Surg. 2013;131:145–156.

[6] Tessone A, Millet E, Weissman O, Stavrou D, Nardini G, Liran A, et al. Evading a surgical pitfall: Mastopexy-augmentation made simple. Aesthet Plast Surg. 2011;35:1073–1078.

[7] Lee MR, Unger JG, Adams WP. The tissue-based triad: a process approach to augmentation mastopexy. Plast Reconstr Surg.

2014;134:215–225.

[8] Persoff MM. Mastopexy with expansion–augmentation. Aesthet Surg J. 2003;23:34–39.

[9] Binelli L. A new periareolar mammoplasty: the "round block" technique. Aesthet Plast Surg. 1990;14:93–100.

[10] Lejour M. Vertical mammoplasty for breast reduction and mastopexy. In: Spear SL, editor. Surgery of the breast: principles and art. Philadelphia: Lippincott–Raven; 1998. p. 73.

[11] Hall–Findlay EJ. Pedicles in vertical breast reduction and mastopexy. Clin Plast Surg. 2002;29:379–391.

[12] Wise RJ. Treatment of breast hypertrophy. Clin Plast Surg. 1976;3:289–300.

[13] Marchac D, Olarte G. Reduction mammoplasty and correction of ptosis with a short inframammary scar. Plast Reconstr Surg. 1982;69:45–55.

[14] Tebbetts JB. Form stability of the style 410 implant: definitions, conjectures, and the rest of the story. Plast Reconstr Surg. 2011;128:825–826.

[15] Calobrace MB, Capizzi PJ. The biology and evolution of cohesive gel and shaped silicone implants. Plast Reconstr Surg. 2014;134(1S):6S–11S.

[16] Regnault P. Breast ptosis. Definition and treatment. Clin Plast Surg. 1976;3:193–203.

[17] Hall–Findlay EJ. Applied anatomy: key concepts for modern breast surgery. In: Hall–Findlay EJ, editor. Aesthetic breast surgery: concepts and techniques. St. Louis: Quality Medical Publishing, Inc.; 2011.

[18] Kalaaji A, Dreyer S, Brinkmann J, Maric I, Nordahl C, Olafsen K. Quality of life after breast enlargement with implants versis augmentation mastopexy: a comparative study. Aesthet Surg J. 2018;38(12):1304–1315.

[19] Tebbetts JB, Teitelbaum S. High– and extra–high–projection breast implants: potential consequences for patients. Plast Reconstr Surg. 2010;126(6):2150–2159.

[20] Namnoun JD, Largent J, Kaplan HM, Oefelein MG, Brown MH. Primary breast augmentation clinical trial outcomes stratified by surgical incision, anatomical placement and implant device type. J Plast Reconstr Aesthet Surg. 2013;66:1165–1172.

[21] Calobrace MB, Stevens WG, Capizzi PJ, Maric I, Nordahl C, Olafsen K. Risk factor analysis for capsular contracture: a 10–year Sientra study using round, smooth, and textured implants for breast augmentation. Plast Reconstr Surg. 2018;141(4S):20S–28S.

[22] Hall–Findlay EJ. Breast implant complication review: double capsules and late seromas. Plast Reconstr Surg. 2011;127:56–66.

[23] Spear SL, Rottman SJ, Glicksman C, Brown M, Al–Attar A. Late seromas after breast implants: theory and practice. Plast Reconstr Surg. 2012;130(2):423–435.

[24] Loch–Wilkinson AL, Beath KJ, Knight RJW, Wessels WLF, Magnusson M, Papadopoulos T, et al. Breast implant–associated anaplastic large cell lymphoma in Australia and New Zealand: high surface–area textured implants are associated with increased risk. Plast Reconstr Surg. 2017;140(4):645–654.

[25] Tebbetts JB. Dual plane breast augmentation: optimizing implant–soft–tissue relationships in a wide range of breast types. Plast Reconstr Surg. 2012;130(2):423–435.

[26] Regnault P, Daniel RK, Tirkanits B. The minus–plus mastopexy. Clin Plast Surg. 1988;15:595–600.

[27] Spring MA, Macias LH, Nadeau M, Stevens WG. Secondary augmentation–mastopexy: indications, preferred practices, and the treatment of complications. Aesthet Surg J. 2014;34(7):1018–1040.

[28] Flugstad NA, Pozner JN, Baxter RA, Creasman C, Egrari S, Martin S, et al. Does implant insertion with a funnel decrease capsular contracture? A preliminary report. Aesthet Surg J. 2016;36:550–556.

[29] Mladick RA. "No–touch" submuscular saline breast augmentation technique. Aesthet Plast Surg. 1993;17:183–192.

第三章 乳房整形：复合隆乳术

James M. Smartt Jr，Louis P. Bucky
周　宸　谭秋雯　吕　青　译

引言

在过去 15 年中，隆乳术已进展至以生物维度规划为先导的理念，即植入的假体与周围的软组织包膜相互协调以达到视觉上的美观效果，通常情况下，假体的选择及其三维放置平面主导了这一过程。目前已有多种成熟的方法依据不同的胸壁形态、乳房位置和大小及表面软组织覆盖等情况协助假体选择。由于传统的隆乳术受到假体选择的限制，隆乳术后的效果有时受到假体本身的变异、低水平的切口或到达假体腔间隙方法的限制，复合隆乳术通过多项功能不同的技术来改变软组织包膜，从而更好地定位和塑造乳房外形。理想的复合隆乳术让假体和脂肪"协同工作"，并达到各自最佳的状态，将假体填充的核心——体积和凸度的满足，与脂肪提供整形需要的柔软度和自然外形完美的结合。另外，将自体脂肪移植到乳房周围可以改变乳房自然的维度，从而为假体选择提供了更多的机会。该技术尤其在修复病例中更有效，例如包膜挛缩或假体可见及假体波纹征等。此外，复合隆乳术还可以与乳房固定术相结合，以改变乳头乳晕复合体的位置。

复合隆乳术

复合隆乳术是指以乳房假体植入为核心的体积填充，结合自体脂肪调整周围软组织包膜的技术。随着自体脂肪移植技术的进步，外科医生获得了一个有用的工具来优化患者体内假体和软组织的关系。自体脂肪移植已成为乳腺外科医生必备的工具，自 2008 年美国整形外科学会撤销了对该术式的禁行令后，整形外科医生对自体脂肪移植的热情高涨，从那时起，该技术已被许多外科医生使用，且效果普遍良好。该技术的通用性归功于脂肪组织本身的特性：脂肪组织是一种容易获得的自体组织，且获取时有并发症的发生率低、组织位置固定和可取组织量灵活的特点，只要自体脂肪移植后有充足血供，组织就

J. M. Smartt Jr (✉) · L. P. Bucky
Bucky Plastic Surgery, Ardmore, PA, USA
e-mail: smartt@drbucky.com

© Springer Nature Switzerland AG 2021
K. Movassaghi (ed.), *Shaping the Breast*, https://doi.org/10.1007/978-3-030-59777-1_3

会很柔软且与原本乳腺组织的手感相似。

为了理解乳房假体在复合隆乳术中的作用，可以从下述问题开始：为什么单独的自体脂肪移植并不适合每一位有丰胸需求的患者？由于自体脂肪移植有更广泛的接受度且许多患者都有足够的供体组织，为什么患者更愿意选择并接受假体带来的风险？从我们的经验而言，理解假体在奠定核心体积和三维形态／体表投影中的重要性是非常重要的。但是，在乳房中央区深部位置因多种原因不能耐受自体脂肪移植，故不能满足乳房核心体积增加的需求。其一，乳房中央区域腺体更密集，特别是年轻患者，且这种致密的腺体组织环境并不是自体脂肪组织合适的受体环境；其二，虽然乳房中央区的自体脂肪移植在技术上并不是完全不可能的，但是需要达到与假体相似的填充体积是有困难的，而植入合适尺寸的乳房假体以增加乳房核心体积是性价比很高且省时的简单方式；其三，许多有丰胸需求的患者都希望乳房上极饱满，假体植入是唯一可以改变乳房总体凸度的方式，在很多病例中，单独的自体脂肪移植无法提供合适的乳房凸度改变。尽管自体脂肪移植可以促进乳房体积增加，然而这种增加的体积是在术前乳房轮廓的基础上呈纺锤体形增大，特别是乳房的上极。因此，患者有乳房丰满上极的需求时，我们通常推荐选用合适尺寸乳房假体的传统隆乳术或复合隆乳术。

因此，自体脂肪移植在复合隆乳术中的主要作用是改变乳房周围和浅筋膜层的软组织包膜。作者强调这种技术在运用中不应该被低估。由于大多数假体相关并发症本质上都不是由假体本身而是周围软组织的特性所致，使得复合隆乳术的运用越来越多。常见的软组织问题有以下几种（但不限于以下几种）：

- 中央区乳房软组织不足导致乳沟不足和乳丘偏向外侧。
- 上方软组织包膜过薄导致假体外露和假体波纹征。
- 乳房假体移位及周围软组织包膜不连续，即双下极畸形。

下面在讨论复合隆乳术有效的特殊病例之前，让我们先复习该技术的常用方法。

外科技术

作为一种多数患者都可以选择的术式，复合隆乳术是一种可以应用在包括乳房即刻重建和乳房二期重建等多种场景下的多功能技术。同时，复合隆乳术中需要运用的各种技术都有较高的可重复性。

脂肪获取／脂肪抽吸

在大多数的病例中我们使用封闭式的脂肪收集系统，通常获取脂肪组织的部位是侧腹部、大腿外侧和腹部。将 1∶1 麻醉肿胀液注入脂肪提取部位行超湿肿胀渗透，在多数病例中，通常使用 3mm 的多孔吸脂套管获取 200~500mL 的脂肪提取物，放置于 50mL 注射器中，用手动离心机离心 2 分钟。

乳房假体植入

作者发现在复合隆乳术中，乳房假体周围的软组织会发生迅速的改变。基于此，在复合隆乳术中，作者几乎完全选用光面假体。虽然许多供应商都强调毛面假体具有突出的优势，然而值得注意的是，在复合隆乳术中软组织包膜具有很好的可操控性。这一特点使毛面假体的优势变得无关紧要。脂肪填充可增加皮下层到假体之间的厚度，以满足假体的覆盖。几乎在所有病例中，假体均可通过乳房下皱襞 4cm 的切口放置于胸肌后层面（Ⅰ型双平面）。初次隆乳术中假体可在 Keller 漏斗的辅助下放入。一般情况下，假体的选择和生物维度规划的总体概念应相符合。值得一提的是，在选择假体尺寸时应同时考虑到复合隆乳术的具体方案。目前广泛认可的观点认为，传统隆乳术效果不佳的原因多为对假体的期望太高，例如选择尺寸偏大的假体而导致软组织变薄，软组织变薄引起的级联效应为假体可触及、假体可见性或波纹征，也可能增加包膜挛缩的风险，而复合隆乳术大大地减少了放置较大假体时外科医生的压力。同时，自体脂肪移植通过自体脂肪加强了软组织包被（并且提供了更大体积），特别是在体形较瘦患者的乳房中央区和外侧边缘等软组织容易变薄的区域。

一期隆乳术与自体脂肪移植

自体脂肪移植的具体方法是由患者的特定需求决定的，但是脂肪的准备和移植机制都是基本相同的。自体脂肪移植使用 50mL 注射器固定于长 15cm、直径 1.5mm 的钝头脂肪移植套管中（Byron Medical Inc.）。这种形式的套管总体来说是可以满足自体脂肪移植有效实施的最优选择。这种套管的钝头有利于假体包膜和皮下组织之间的滑动，保证在不造成过度植入物创伤的情况下使其充分固定。自体脂肪移植应该根据 Coleman 等提倡的——在特定层面将小体积脂肪行多区域移植，并始终避免形成"湖"或过大的单颗移植。

对于自体脂肪移植体积，我们有一些基本原则可供参考。脂肪获取大多是在可满足取脂体积的可再生区域进行。有学者提供了公式来估计增加特定软组织厚度需要的脂肪体积，这些公式在计算完整包裹乳房假体所需要的脂肪体积时非常有用，但是根据作者的经验，这些病例并不常见。大多数接受复合隆乳术的患者仅需要在局部软组织修复的区域进行自体脂肪移植。一期隆乳术中常见的情况是体形偏瘦患者乳房中央区软组织缺乏（图 3.1）。在这些情况下双侧乳房的中央区填充 25～150mL（平均体积为 100mL 左右）自体脂肪有助于在该区域提供足够的软组织覆盖。由于这些患者大多既往未经历过乳房手术造成的医源性损伤，自体脂肪移植的需求通常不太多。在遵循受体区域自体脂肪移植比例的情况下，自体脂肪移植的适当运用很少导致脂肪坏死或囊肿形成。虽然没有人知道这个确切的比例，但这个比例一定小于 1∶1。

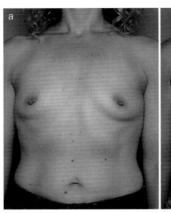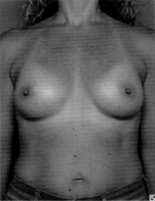

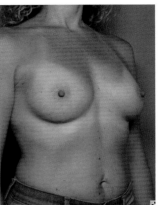

B/L 复合隆乳，280 mL 光面假体 SRLP-280
（右乳）40 mL，（左乳）45 mL

B/L 复合隆乳，280 mL 光面假体 SRLP-280
（右乳）40 mL，（左乳）45 mL

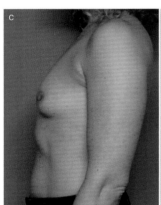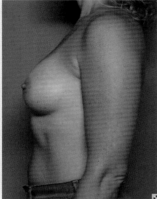

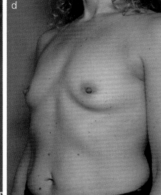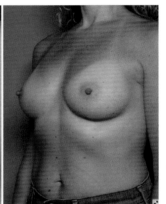

B/L 复合隆乳，280 mL 光面假体 SRLP-280
（右乳）40 mL，（左乳）45 mL

B/L 复合隆乳，280 mL 光面假体 SRLP-280
（右乳）40 mL，（左乳）45 mL

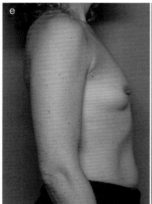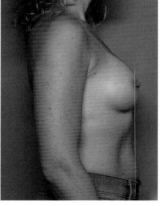

B/L 复合隆乳，280 mL 光面假体 SRLP-280
（右乳）40 mL，（左乳）45 mL

图 3.1 　一期乳房复合隆乳术（a ～ e）

（左图）术前。患者具有需要在乳房复合隆乳术中解决的一个解剖学挑战：乳房的实质组织不足，患者乳房向外侧偏移，以及中央区软组织不足。该患者接受了双侧乳房 280mL 光面中凸度硅凝胶假体隆乳术，假体通过乳房下皱襞切口放置在胸肌后平面。沿着双乳中央区进行自体脂肪移植，从而加深乳沟并减少假体可见风险，左右乳皮下层分别接受 45mL 和 40mL 的脂肪移植

（右图）术后。整形后乳房外形完美——乳丘居中且中央区软组织饱满合适，触感柔软

二期隆乳术与自体脂肪移植

　　二期隆乳术和二期乳房重建术有很多相似之处，需要更多的供体组织以满足软组织形态的改善，术者面对的是完全不同组分的软组织包膜，此时针对性释放和保留包膜囊等技术和脂肪填充一样重要。造成患者这些术前状态的因素很多，包括术后瘢痕、医源性软组织变薄和假体植入，行修复手术前应充分考虑这些因素。在处理一些具有挑战性的病例时，我们通常希望全面改善软组织包被，有时患者可能需要行多次脂肪移植，以达到理想的效果。总体来说，为了给已有假体前方提供全面而充分的包被，作者会在每个乳房移植 100～300mL 的脂肪，而在二期手术中各乳房多需移植 150～200mL 脂肪（图 3.2）。脂肪体积增加可导致脂肪坏死、囊肿形成和移植失败等并发症的风险增加；此外，在一个不利的微环

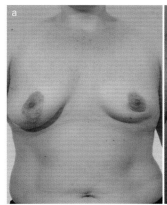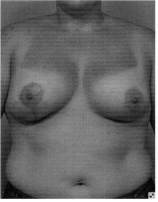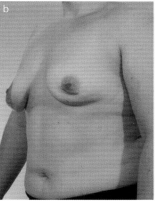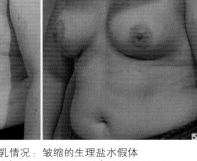

H/O 既往隆乳情况：皱缩的生理盐水假体
B/L R/R 乳房假体：（右乳）SRM-405，（左乳）SRM-445
右侧垂直楔形乳房固定术：LVFG 到 B/L 乳房，
（右乳）95 mL，（左乳）130 mL

H/O 既往隆乳情况：皱缩的生理盐水假体
B/L R/R 乳房假体：（右乳）SRM-405，（左乳）SRM-445
右侧垂直楔形乳房固定术：LVFG 到 B/L 乳房，
（右乳）95 mL（左乳）130 mL

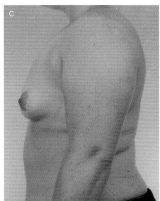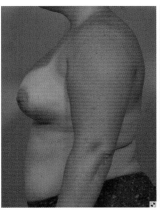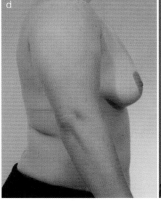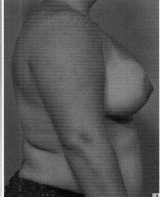

H/O 既往隆乳情况：皱缩的生理盐水假体
B/L R/R 乳房假体：（右乳）SRM-405，（左乳）SRM-445
右侧垂直楔形乳房固定术；LVFG 到 B/L 乳房，
（右乳）95 mL（左乳）130 mL

H/O 既往隆乳情况：皱缩的生理盐水假体
B/L R/R 乳房假体：（右乳）SRM-405，（左乳）SRM-445
右侧垂直楔形乳房固定术；LVFG 到 B/L 乳房，
（右乳）95 mL（左乳）130 mL

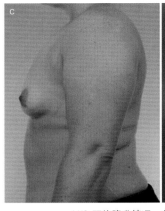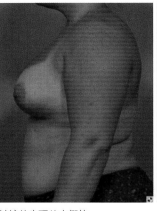

H/O 既往隆乳情况：皱缩的生理盐水假体
B/L R/R 乳房假体：（右乳）SRM-405，（左乳）SRM-445
右侧垂直楔形乳房固定术：LVFG 到 B/L 乳房，
（右乳）95 mL（左乳）130 mL

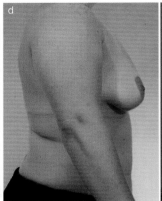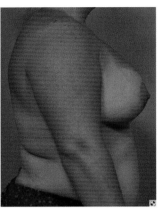

H/O 既往隆乳情况：皱缩的生理盐水假体
B/L R/R 乳房假体：（右乳）SRM-405（左乳）SRM-445
右侧垂直楔形乳房固定术：LVFG 到 B/L 乳房，
（右乳）95 mL（左乳）130 mL

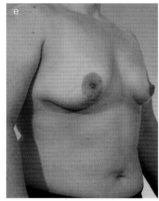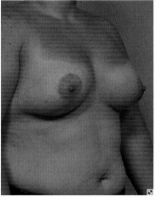

H/O 既往隆乳情况：皱缩的生理盐水假体
B/L R/R 乳房假体：（右乳）SRM-405（左乳）SRM-445
右侧垂直楔形乳房固定术：LVFG 到 B/L 乳房，
（右乳）95 mL（左乳）130 mL

图 3.2　二期复合隆乳术和乳房固定术（a ~ e）
（左图）术前：该患者既往有生理盐水假体隆乳手术史。在去除假体并植入新的假体之前生理盐水假体已皱缩，对患者进行了复合隆乳术和乳房固定术。术前对假体进行抽液处理，为自体脂肪移植创造潜在空间。该病例右乳移植了 95mL脂肪，左乳移植了 130mL 脂肪。假体的替换和自体脂肪移植在术中同时进行。该病例清晰地展示了复合隆乳术如何在既往有手术史和不同乳房形态的患者中运用。值得一提的是，乳房上极的丰满很可能无法单独通过脂肪移植来实现。通过复合隆乳技术增加了乳房假体的软组织包被厚度，双乳的整体形态得到了改善

境中行脂肪移植可能并不能显著增大乳房体积，这类患者通常体形偏瘦而局部软组织覆盖不足，由于脂肪组织的获取相对困难，导致这类患者需要进行多次脂肪移植。

带状点注射

　　带状点注射技术是一种常在二期复合隆乳术中运用的实用技术。首先讨论带状点注射或制造小的血

管化潜在腔隙在自体脂肪移植中的作用是非常重要的。在青年人或曾接受乳房手术的患者中仅进行自体脂肪注射是比较困难的。脂肪存活受移植部位血管网的影响，理想情况下小块的脂肪组织移植于血供丰富的区域更容易存活，这些血管化的间隙应维持在一个固定的（虽然很小）区域。使用带状点注射技术使许多乳房畸形的阻碍因素可以被改善，该技术在不增加无血供区域或移植脂肪存活不良形成的"湖"和增加脂肪坏死或囊肿形成的情况下，为术区增加了填充体积。带状点注射在处理管状乳房及缩窄性乳房的隆乳术中尤其有用。

作者发现带状点注射技术可为移植脂肪增加接触表面积及有一定形状且血供丰富的潜在腔隙。结合作者的自身经验，脂肪移植结合带状点注射技术可以通过消除或减少某些医源性和先天性畸形的限制而有利于乳房塑形。可应用带状点注射技术调整的案例包括松解多种原因引起的收缩环，如块茎样乳房的乳晕畸形、软组织包裹不足导致的波纹征及包膜挛缩。

病例展示

一期复合隆乳术

图 3.1 的病例描述了一个常见的临床问题，即体形偏瘦的患者选择传统的隆乳术有更高的假体可见和乳丘侧移的风险。总体来说，这些患者都较瘦，乳房偏小、乳头乳晕复合体有向外侧移位的情况。在传统的生物维度规划概念中，对她们来说要达到合适的乳沟形状或圆润的乳房内侧形态是比较困难的。

手术技术

从既往经验来看，我们更倾向于选择光面圆形的硅凝胶假体。一个适当尺寸的假体可通过长约 4cm 的乳房下皱襞切口放置到胸肌后平面。稍微松解胸大肌的胸骨端（Ⅰ型双平面）。从肋腹、大腿或腹部等供体组织中获取脂肪。植入假体并关闭 Scarpa 筋膜层后开始移植脂肪。几乎所有移植过程都是在皮下平面进行的，且通过乳房下皱襞切口向乳房内侧进行移植。到达移植体积极限的指征包括：出现橘皮征、脂肪从切口溢出、软组织包被紧实有张力和套管穿透软组织时无明显阻力。

调整性复合隆乳术

这些病例无论是在患者乳房特点还是达到理想效果需要的移植脂肪体积方面都有显著不同。图 3.2 病例中的患者曾接受隆乳术。术前对假体行缩小处理，以创建供脂肪移植的潜在腔隙，先前存在的乳房显著不对称也在假体缩小后暴露出来了，这将需要同时用乳房固定术来达到理想效果。该病例仍然选择了光面硅凝胶假体。

手术技术

局麻下对已植入的假体进行抽液处理，抽液 1 个月后实施复合隆乳术及乳房固定术。在这些病例中脂肪移植的效果变化可能较大，因为已形成的血供丰富的包膜可支持相当体积的移植脂肪。此外，包膜也可保护移植物不进入假体腔。假体包膜提供了一个解剖上不同于皮下平面的稳定的移植受体平面。在许多情况下，包膜平面是脂肪移植首选的平面。包膜平面的脂肪移植可以在新假体植入前进行。如果需要进一步的脂肪移植则可在皮下层进行。在类似该患者的病例中，针对性释放技术在乳房特定象限的松解是非常有用的，该技术通常在狭窄的乳房下极进行选择性扩张，在假体表面包被组织不足造成的波纹征和包膜挛缩区域特别有用。当然，这种情况可能需要连续多次地进行移植。假体常通过乳房下皱襞切口植入。当然，假体植入也可以通过腋下入路远程进行。在复合隆乳术之前，可使用多种技术来操作或加固现有的包膜，从而优化乳丘的位置。利用复合隆乳术，乳丘不理想的特点仅通过脂肪移植就可以得到解决。此外，可以分期进行移植以解决各种乳房畸形的情况。

　　使用复合隆乳术的另一个常见指征是双下极畸形。在这些病例中乳房下极的软组织覆盖不足而导致假体下极可见（图3.3）。在这些病例中，乳房下极的软组织包被明显变薄，有时伴有乳房下皱襞移位。在使用自体脂肪移植之前，这些病例的手术解决方案有时会涉及复杂的软组织重塑，将假体重新定位到另一个组织平面，并可能替换假体本身。所有这些操作都有显著的手术风险，并可导致恢复期延长。双

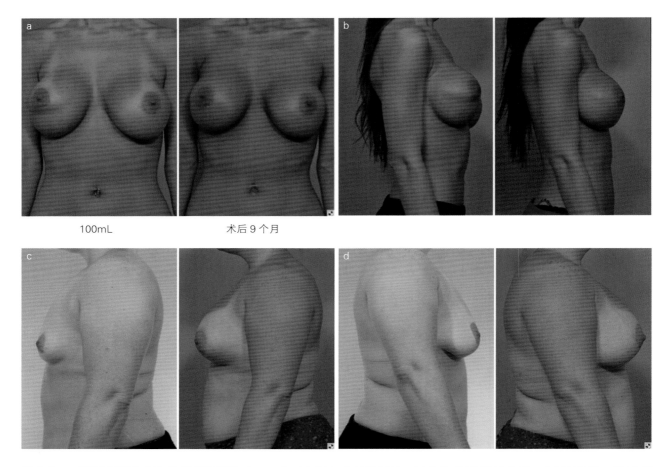

图3.3　二期复合隆乳术治疗双下极畸形（a～d）。（左图）术前的照片。（右图）脂肪移植术后9个月的照片。该患者表现出了右乳房下极的软组织包膜塌陷，这与乳房双下极畸形有关。患者通过环乳晕切口移植100mL的自体脂肪。移植是通过使用长15cm、粗1.5mm的钝头脂肪移植针在皮下层进行的。该手术可通过移植在现有的假体包膜之上或皮下层进行。值得注意的是，脂肪移植需要适当地过度矫正缺陷。该患者只接受一次脂肪移植后就有了合适的软组织包被

下极畸形可以通过自体脂肪移植来处理。这种处理方式意味着手术风险显著降低。即使在严重的软组织不足的情况下，脂肪移植也可以安全地在皮下平面或直接在现有的假体包膜上进行。

结论

复合隆乳术是一种将乳房假体和自体脂肪的良好特性相结合的多功能技术，可以在一期和二期隆乳术中获得卓越的效果。

编者评论

脂肪注射正在改变许多整形手术领域的面貌，但我觉得我们仍然只是探索到了表面。在本章中，Smartt 和 Bucky 医生为读者提供了脂肪注射在乳房手术中运用的全貌，同时确保读者了解它在极限情况下的局限性和潜在的并发症，就像其他手术技术一样，这并不意味着自体脂肪移植将成为乳房手术的主体，但肯定是一种辅助技术。

我同意作者的观点，即脂肪注射只能用来改善乳房包膜的外围。任何使用脂肪注射来增加乳丘的方法都将令人失望，并会增加并发症的发生率，即脂肪坏死。

近来我们在复合隆乳术中避免使用毛面假体，观察到在使用毛面假体的病例中，假体相关并发症增加。许多并发症是由于假体和周围的软组织包膜之间的不良关系（如在第一章中描述过的不受控制的组织扩张）造成的，这在较大假体及后期软组织衰退中尤其普遍。正如作者所指出的，复合隆乳术中脂肪注射有助于减少假体的机械应力，可以允许患者选择更小的假体并添加一些自体脂肪。他们同时还列出了脂肪矫正其他问题的适应证。

一个小的异议如下：虽然胸肌后假体植入是作者的偏好，具有显著的优点，如增加乳房 X 线检查的敏感性和降低假体的可见性，但它也增加了导致运动畸形、手枪效应，以及上肢无力的风险等。随着时间的推移，我在做此手术和许多其他手术时都更加兼顾"全方位的功能"，因此我更频繁地使用筋膜下假体植入。乳房上极厚度 2cm 是用来决定胸肌前和胸肌后假体移植阈值的。现在有了更好的黏性假体供选择，使用更小的假体和在乳房周围注射脂肪，更多的女性可以选择胸肌前隆乳术，且并发症的发生率要低得多。

再次祝贺作者们编写了精彩的一章。我要特别感谢 Bucky 医生，他在我早期的手术训练过程中，在马萨诸塞州总医院做的复杂的乳房重建手术是我学习的目标。

Kiya Movassaghi

参考文献

[1] Tebbetts JB. Dual plane breast augmentation: optimizing implant−soft−tissue relationships in a wide range of breast types. Plast Reconstr Surg. 2006;118(7 Suppl):81S−98S; discussion 99S−102S.

[2] Auclair E, Anavekar N. Combined use of implant and fat grafting for breast augmentation. Clin Plast Surg. 2015;42(3):307−314, vii.

[3] Auclair E, Blondeel P, Del Vecchio DA. Composite breast augmentation: soft−tissue planning using implants and fat. Plast Reconstr Surg. 2013;132(3):558−568.

[4] Kerfant N, Henry A−S, Hu W, Marchac A, Auclair E, et al. Subfascial primary breast augmentation with fat grafting: a review of 156 cases. Plast Reconstr Surg. 2017;139(5):1080e−1085e.

[5] Bravo FG. Parasternal infiltration composite breast augmentation. Plast Reconstr Surg. 2015;135(4):1010−1018.

[6] Maione L, Caviggioli F, Vinci V, Lisa A, Barbera F, Siliprandi M, et al. Fat graft in composite breast augmentation with round implants: a new concept for breast reshaping. Aesthet Plast Surg. 2018;42(6):1465−1471.

[7] Brault N, Stivala A, Guillier D, Moris V, Revol M, François C, et al. Correction of tuberous breast deformity: a retrospective study comparing lipofilling versus breast implant augmentation. J Plast Reconstr Aesthet Surg. 2017;70(5):585−595.

[8] Claudio Silva−Vergara C, Fontdevila J, Weshahy O. Fat grafting technique, a paradigm shift in the treatment of tuberous breast. World J Plast Surg. 2018;7(1):72−77.

[9] Delay E, Sinna R, Ho Quoc C. Tuberous breast correction by fat grafting. Aesthet Surg J. 2013;33(4):522−528.

[10] Derder M, Whitaker IS, Boudana D, Marchac A, Hivelin M, Mattar N, et al. The use of lipofilling to treat congenital hypoplastic breast anomalies: preliminary experiences. Ann Plast Surg. 2014;73(4):371−377.

[11] Del Vecchio DA, Bucky LP. Breast augmentation using preexpansion and autologous fat transplantation: a clinical radiographic study. Plast Reconstr Surg. 2011;127(6):2441−2450.

第四章　乳房塑造：乳房重建手术的美学优化

Maurice Y. Nahabedian
焦怡乐　谭秋雯　吕　青　译

前言

乳房重建手术属于乳房美容整形手术。当前人们不太接受乳房切除术后仅重建一个乳丘形状，而希望重建的乳房可以模拟自然形态，甚至优于原有乳房形态。人们对乳房重建手术术后效果的期盼是多方面的，随着多种手术和器械相关的创新及研究进展，我们可以达到 20 年前不可能达到的手术和美学效果，在以假体为基础的乳房重建、自体组织重建和肿瘤整形术中均如此。

"生物工程乳房"的概念不仅适用于假体重建，也适用于自体组织重建，这是因为两者均能打造具有良好外形与轮廓的乳房。自体组织重建和假体重建常见于保留乳头乳晕复合体的乳房切除术后。由于保留乳头乳晕复合体的乳房切除术一直是许多接受治疗性或预防性乳房切除术患者关注的热点和愿望，乳腺外科医生优化了手术技术，更加重视相关血管分布，以及皮瓣的问题，尽量保留正常的皮下脂肪，这些改进可以优化乳房切除术后的皮肤包被情况，并提高整形及重建的术后美容效果。自体组织和假体重建的另一个进展便是自体脂肪移植，自体脂肪移植可以改善自体组织重建和假体重建后的乳房外形及皮肤质量，这一点在放射治疗后体现得尤为明显。

假体重建需要特别关注的是脱细胞真皮基质的应用、高黏度乳房假体及胸肌前假体植入；而自体组织重建需要特别关注的是保留供区肌肉并使用穿支皮瓣。乳房重建已经步入了保留肌肉的时代，如 DIEP 皮瓣保留腹直肌、胸大肌前假体植入保留胸大肌。

自体组织重建、假体重建和肿瘤整形术乳房重建可改善患者在乳房全切术或乳房部分切除术后的美容效果。本章将提供这些重建手术的前沿手术技术和策略。

假体重建

假体重建是最常见的乳房重建方式。美国整形外科学会（American Society of Plastic Surgeons）的

M. Y. Nahabedian (✉)
Department of Plastic Surgery, Virginia Commonwealth University - Inova Branch, McLean, VA, USA

统计数据显示，在 2017 年进行的 106,295 例乳房再造病例中，有 84,979 例使用假体重建（79.9%），19,316 例使用自体组织重建（20.1%），假体重建率以 11%/ 年的趋势日益增长，而自体组织重建率却基本保持不变。这种增长是由多因素造成的：其一是对侧预防性乳房切除术（15%/ 年）和双侧预防性乳房切除术（12%/ 年）的发生率增加；其二是包括脱细胞真皮基质、自体脂肪移植和保留乳头乳晕的乳房切除术的临床应用。所有这些因素都提高了乳房假体重建的质量，有助于假体重建率的增长。

想要优化术后美学效果并使并发症发生率最小化，假体重建术的主要挑战是能否实现术后效果的可预测性和手术技术的可重复性。为了实现这一目标，外科医生必须考虑与患者选择和手术技巧相关的多种因素：正确的患者选择应基于体重指数（BMI）、既往放疗史、乳房肥大、吸烟、糖尿病控制不佳等因素来预测不良反应的发生风险；手术技巧方面需考虑的因素包括：脱细胞真皮基质的使用、胸大肌覆盖程度、自体脂肪移植、一期或二期重建。本章系统性地梳理了这些因素，并提供了一个优化手术效果和最小化并发症发生率的思维构架。

患者选择

首先，正确选择患者的重要性再怎么强调也不为过。患者选择从初次就诊时开始，需要全面的病史采集和体格检查，包括并发症、吸烟史、体质和乳房特征。不良事件风险与多种因素相关，包括高 BMI（> 40）、大量吸烟习惯和控制不良的糖尿病。乳房肥大本身并不是假体重建的禁忌证，有多种策略可以增加手术成功率：对于乳房肥大的患者，传统的保留皮肤或乳头乳晕复合体的乳房切除术并不适用，可采用大切口的乳房切除术式，如倒 T 形切口、扩大横向或斜向皮肤切除式。这两种方法的目标是在假体重建的初始阶段减少皮肤囊袋；为了获得更好的乳房轮廓，两步法手术是严重乳房肥大患者的首选，乳房肥大患者常需要进行二次修复手术来调整轮廓。

植入物选择

植入物的选择主要基于临床检查和乳房测量。其中最重要的测量指标是乳房基底宽度，这一指标能协助我们选择组织扩张器或假体。组织扩张器是统一设计的，包括轮廓外形、表面纹理、缝合片和组合口；永久性假体的选择基于乳房测量、组织顺应性和患者预期。在二期假体重建中，组织扩张器的宽度应比最终假体更窄，以更好地与包膜嵌合。乳房假体在大小（100～800mL）、填充物（生理盐水或硅凝胶）、假体外囊（光滑或有织纹）和形状（圆形或符合解剖形状）等方面皆有不同。大多数患者和外科医生更偏爱硅凝胶假体，因为它们能更好地模仿天然乳房。解剖型假体可保持上极的自然坡度且波纹和褶皱更少，其形状往往更稳定。圆形假体比解剖型假体更柔软，且动态形状更类似于天然乳房，亦被广泛使用。

即刻重建与延期重建

决定是即刻重建还是延期重建不是一件简单的事情，需要重视。可能影响这一决定的因素有肿瘤分期、高龄、肥胖、并发症、吸烟、既往放疗史，以及与乳房切除术相关的技术问题。流行病学数据表明，乳房即刻重建的数量正在以每年 5% 的速率增长。即刻重建的好处包括乳房切除术与重建术同时完成，可在改善乳房美观效果的同时减轻患者心理压力，但与延期重建相比，其缺点包括：不良事件发生率增加，如乳房切除术后皮瓣坏死；同时，即刻重建还可能影响辅助治疗。

5%～30% 的患者在即刻重建术后出现皮瓣坏死。减少乳房切除术后皮瓣坏死的策略包括保留皮下脂肪、真皮下血管丛，以及乳房切除时保留内乳穿支血管。当皮瓣灌注存在问题时，提倡在乳房切除术后立即使用荧光血管造影来评估组织灌注情况，该方法已被证明可将乳房切除术后皮瓣坏死的发生率从 15.1% 降低到 4%。还有研究表明，硝酸甘油软膏也可以改善灌注受损时的局部循环。当乳房切除术皮瓣灌注受损时应直接缝合乳房切除术后创口，暂时不行重建术，并在后续合适的时机进行延期重建。

脱细胞真皮基质

脱细胞真皮基质（acellular dermal matrix，ADM）常用于部分胸肌后和胸肌前乳房假体重建。其好处包括增加组织支撑，防止因胸大肌收缩而造成窗影效应（window-shading），减少假体周围瘢痕的形成，规划假体区域以改善乳房下部分和侧面边界的形态。图 4.1 和图 4.2 分别展示了 ADM 在部分胸大肌后重建和胸大肌前重建中的应用。尽管许多整形外科医生都在使用，但 ADM 仍然存在争议，有两篇综述系统地比较了胸肌全覆盖及部分覆盖时使用 ADM 与否，结果显示两组患者的并发症情况相似。

部分胸大肌后乳房假体重建及 ADM

部分胸大肌后假体植入需要切开胸大肌的下方起点并将胸大肌抬离胸壁。脱细胞真皮基质相当于胸大肌的延伸，用于固定胸大肌下缘以防止窗影效应或肌肉向头侧过度移位（图 4.1）。该方法可用于一

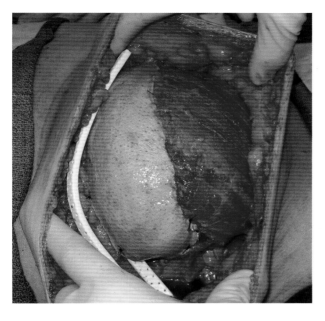

图 4.1　使用 ADM 的双平面假体重建

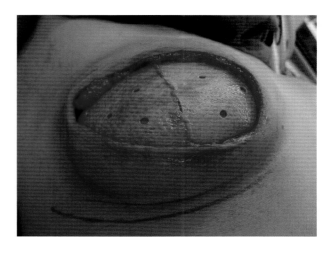

图 4.2　使用 ADM 的胸大肌前假体重建

期或二期乳房重建。两者手术技术相似，重建的效果和美学质量都很好。和其他乳房重建方式类似，乳房重建术后美学效果的优化取决于适当的患者选择和手术技术。能否选择进行一期重建取决于乳房切除后皮瓣的厚度和灌注质量。一期重建可以在保留皮肤和／或乳头乳晕复合体的乳房切除术的基础上进行，但是利用临床判断和荧光血管造影来评估组织灌注很重要。假体的选择基于乳房生物维度的规划，要确保假体的轮廓与乳房切除空间的形状相符合。根据所需的乳房轮廓和凸度可以使用圆形或其他形状的假体（图 4.3、图 4.4）。

二期乳房重建术也能取得良好的美学效果，而且许多外科医生认为这种技术的术后效果更容易预测。对于乳房肥大的患者，乳房切除术后的皮瓣情况可能不能耐受直接植入假体重建或者外科医生有特殊偏好时，通常推荐二期重建。放置组织扩张器与放置假体的技术类似，主要的区别是组织扩张器通常是有可能被缝合到胸壁上的注射阀。一期或二期重建中 ADM 的使用是类似的。组织扩张器通常先部分扩张，从而减轻乳房切除术后植入物对皮瓣的压力，理论上可以减少乳房切除术皮瓣坏死的风险。在组织完全扩张及完成辅助治疗后再计划进行第二阶段重建。为使 ADM 有足够的时间黏附并且皮肤可得到充分的松弛，第二阶段的重建应在组织扩张器植入术后 3 个月进行，如果包膜较厚则需要进行包膜切开术，如果包膜较薄且放置的假体有向侧方或向下移位的风险，则可以行包膜缝合术。当对上极要求不高且患者希望乳房质地柔软时，通常选择圆形假体；当需要突出上极轮廓时建议选择塑形良好的硅凝胶假体。本阶段重建中可考虑自体脂肪移植，以增加上极皮瓣的厚度，提高软组织质量。图 4.5 和图 4.6 为 1 例双平面二期乳房假体重建患者。

胸大肌前假体重建

胸大肌前假体植入已经成为许多整形外科医生的首选方法。胸大肌前放置假体的好处包括可以消除畸形，术后疼痛较轻，避免胸大肌痉挛，乳房形态更自然。在胸肌前假体重建术中，胸大肌的内侧起点

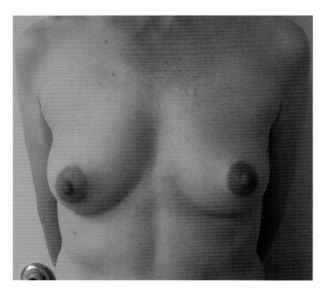

图 4.3　左侧乳腺癌女性患者（术前）

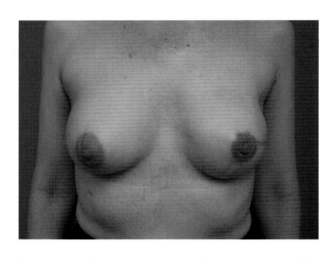

图 4.4　左侧保留乳头乳晕复合体乳房切除术联合一期假体重建术，对侧隆乳术（术后）

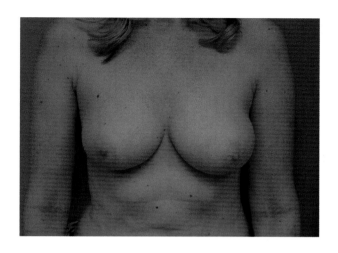

图 4.5　BRCA 基因突变女性患者（术前）

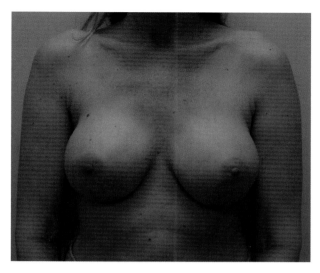

图 4.6　双侧保留乳头乳晕复合体乳房切除术联合二期假体重建术（术后）

并不影响假体放置在最佳位置，因此通常能增加乳房美感。胸大肌前假体植入要求有血供良好、厚度适当（没有可见的真皮层）的乳房切除术后皮瓣。许多整形外科医生认为使用 ADM 是胸大肌前重建的先决条件，它能提供额外的软组织支持和假体的稳定性。在保留皮肤或保留乳头乳晕复合体乳房切除术联合一期或二期乳房重建时均可选择胸大肌前假体植入。

　　需要注意的是，胸大肌前乳房重建（包括假体和自体组织）可能会影响通过触诊查体评估胸壁复发肿瘤的情况，这之前一直是胸大肌前自体组织重建所关注的问题，现在也是胸大肌前假体重建所需要思考的问题。因此，当乳腺肿瘤距离胸大肌在 5mm 以内时，医生通常建议避免在乳房切除术后即刻进行胸大肌前乳房重建。幸运的是，这仅包含少数患者，绝大多数患者都可以安全地进行胸大肌前乳房重建。对于接受过胸大肌前乳房重建并且有胸壁肿瘤复发中高风险的患者，建议重建后行磁共振成像，以评估肿瘤复发情况。

　　确认皮瓣灌注后方可决定进行一期或二期乳房重建。ADM 的使用方法比较多样：可以采用 16cm×20cm 的单张或两张较小的基质片（16cm×6cm 或 16cm×8cm）；将 ADM 包裹在假体上，沿假体下面用连续缝合方法从后方缝合 ADM（off-label 技术），或者直接按照假体轮廓将 ADM 缝合到胸大肌上（on-label 技术）。在一期重建中，ADM 和假体之间实现类似手可舒适地放入手套内的契合，这一点很重要，这样可减少假体旋转或移位的风险。根据手术需要可以选择圆形假体或解剖型假体（图 4.7、图 4.8）。在二期重建中组织扩张器需缝合到胸壁上，以增加稳定性。术后需要闭式引流使假体周围空间内产生负压，促进 ADM 与乳房皮肤的黏附并减少血肿的发生风险。完成扩张后就准备进行第二阶段手术，在这一阶段中组织扩张器被替代为永久性假体，并根据需要进行自体脂肪移植（图 4.9、图 4.10）。自体脂肪移植将减少出现假体波纹征的可能性，并能美化乳房轮廓。自体脂肪移植通常使用 1～2mm 的套管插入皮肤与 ADM 之间的皮下层组织。根据乳房大小和尺寸，经典的自体脂肪移植体积一般为 75～200mL。

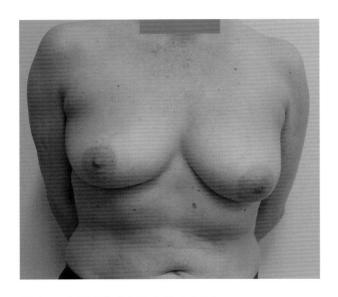

图 4.7　右侧乳腺癌女性患者（术前）

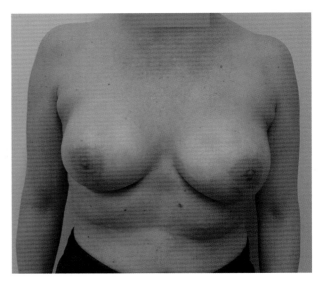

图 4.8　双侧保留乳头乳晕复合体的乳房切除术联合一期假体重建术（术后）

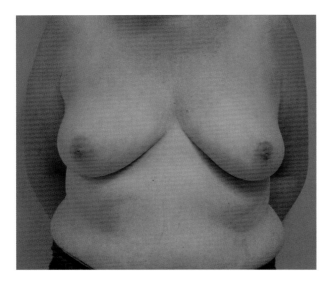

图 4.9　右侧乳腺癌女性患者（术前）

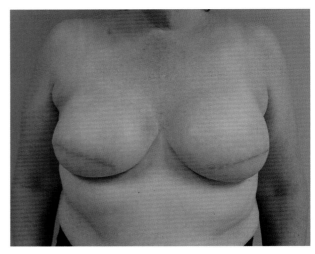

图 4.10　双侧保留皮肤的乳房切除术联合二期假体重建术（术后）

自体脂肪移植和乳房假体重建

　　自体脂肪移植是使乳房假体重建手术效果得到改善的重要技术进展。在多项针对有乳腺癌病史和乳腺癌重建史患者的研究中，其安全性已得到证实。Kaoutzanis 等的研究结果表明，乳房重建后自体脂肪移植导致的活检率为 7.4%，并无局部肿瘤复发病例。Seth 等长期随访结果显示，乳房重建后的自体脂肪移植对局部肿瘤复发或存活率没有负面影响。研究证明，自体脂肪移植的疗效是基于干细胞的作用，干细胞可改善乳房轮廓和组织质量。

自体脂肪移植的并发症包括脂肪坏死、油性囊肿、微钙化、移植脂肪存活率低、感染、硬结，以及轮廓畸形。要想减少术后并发症的发生率，需要对脂肪移植的本质和过程有基本的了解。脂肪是一种代谢活跃的异质性组织，由细胞因子、激素和各种生长因子组成。自体脂肪移植的每一个步骤都很重要，包括组织提取、加工和移植。脂肪和干细胞在移植前的生存能力是关键因素。与自体脂肪移植技术和细节相关的具体内容超出了本章的范围，鼓励读者阅读其他参考文献。

提高自体脂肪移植成功率与脂肪的制备、时间和受体部位的准备有关。研究表明，尽管加工或获取的技术不尽相同，但脂肪都还能保持活力。乳房重建脂肪移植后的脂肪保持量取决于移植时间和体积。由于脂肪体积保持与先前是否接受过放疗（放射治疗）或脂肪提取位置无关，所以在接受放疗和未放疗的患者中都观察到了自体脂肪移植的功效。研究表明，适当准备受体部位可以改善脂肪保留率。经皮腱膜切除术对于松解受区部位内的纤维条索尤为重要，这可在不增加注射阻力的情况下优化注脂过程，因为注射阻力会降低脂肪细胞活力，特别是在放疗后的组织中。

放射治疗和乳房假体重建

放射治疗会增加乳房假体重建术后二次手术、重建失败和总体并发症发生率增加的风险。术后并发症包括包膜挛缩、感染、延迟愈合、切口裂开、假体取出和乳房不对称。Nahabedian 在一项对 146 名接受乳房重建和放疗的女性患者的研究中发现，44% 的患者（23/52）取出了假体。这些患者中 45% 的患者在假体重建后接受放疗，43% 的患者在假体重建前接受放疗。另一篇针对 100 名乳房假体重建患者的研究指出，重建前行放射治疗的并发症发生率为 44%，重建后行放射治疗的并发症发生率为 23%，未放疗患者的并发症发生率为 11.7%。并发症包括感染、血肿和切口裂开。

大量研究证实，放射治疗后假体包膜挛缩的发生率会增加。Seruya 等在一项对 336 例 ADM 辅助假体双平面乳房重建术的回顾研究中发现，平均随访时间 16.1 个月，放疗显著增加假体重建后的包膜挛缩率（29.6% VS 0.7%）。一个有趣现象是，在部分胸大肌后假体重建中常出现的假体头侧移位现象并未在胸大肌前乳房假体重建中出现，这可能是放疗引起胸大肌挛缩，继而促进了假体向头侧移位。

接受放射治疗患者行假体重建术的预后是具有挑战性的。在假体重建患者中放射治疗的介入时机也有不少研究探讨。Cordeiro 比较了放疗前行组织扩张器（*n*=94）或永久性假体（*n*=210）植入的患者接受放射治疗的情况，两组 6 年内重建失败率分别为 32% 和 16.4%，这表明在放疗之前将组织扩张器更换为假体与更低的重建失败率相关。在同一队列中，接受放疗的组织扩张器组发生 3~4 级包膜挛缩的比例为 17.1%，假体组的包膜挛缩比例为 50.9%，这一结果与重建失败率不同。Nava 在一项类似的研究中也发现，在假体植入后放疗的重建失败率为 6%，而组织扩张器植入后放疗的失败率为 40%。失败的原因包括包膜挛缩、感染和假体外露。

自体组织重建

许多外科医生和患者认为以自体组织为基础的乳房重建是金标准。这是因为自体组织重建代表了对自身组织的使用，且重建效果将持续保持并随着时间的推移而改善。通常不需要使用假体，但假体可以用来增强重建效果。不同供体部位来源的多种皮瓣给患者提供了良好的治疗效果和较高的生活质量。最常用的供体部位是腹部，包括横向腹直肌皮瓣（TRAM 皮瓣）、腹壁下深动脉穿支皮瓣（DIEP 皮瓣）和腹壁下浅动脉皮瓣（SIEA 皮瓣）。其他皮瓣包括背阔肌皮瓣及胸背动脉穿支皮瓣（TDAP 皮瓣）、臀下动脉穿支皮瓣及臀上动脉穿支皮瓣（IGAP 皮瓣，SGAP 皮瓣）、横向上股薄肌肌皮瓣（TUG 皮瓣）及股深动脉穿支皮瓣（PAP 皮瓣）。

对理想的乳房美学形态的认识在考虑行自体组织重建时是很重要的。乳房在胸壁上的位置应作为重建乳房的参照，了解乳房的自然形状或其圆锥形态以便估计达到理想比例所需的皮肤数量，了解乳房和躯干的关系也是很重要的，这有助于重建适合患者体形和体质的乳房。乳房重建的最终目标是重建的乳房具有对称的外形、良好的比例和优美的轮廓。

Phillip Blondeel 所描述的基于乳房分布位置、圆锥形状和皮肤囊袋的乳房重建三步原则是一种实现理想乳房外观的极好策略。每个女人的乳房分布都是独一无二的，每个乳房的分布位置都是个体化且固定的。乳房位置的边界包括锁骨、胸骨外侧缘、腋前线和乳房下皱襞，这些标志代表了乳房圆锥形态的基础。圆锥形态涵盖了三维形状、体积、凹凸度，以及乳房轮廓。一般来说，理想的乳房比例是基于上极与下极的比例，目前定义为 45∶55。最后一个组成部分是皮肤囊袋，在即刻重建中皮肤的质量和面积是很重要的，但会受既往手术、放射治疗、瘢痕和血管分布的影响。

患者选择

正确的患者选择与成功的手术预后密切相关。尽管许多女性在乳房切除术后对乳房重建感兴趣，但并不是所有的患者都适合行自体组织重建。不适合行自体组织重建的原因可能包括：某些并发症、特殊体质、供体部位的手术史或患者要求进行快速简单的手术方式。

在评估患者能否进行自体组织重建时应考虑与患者及其乳房具体特征相关的几个因素，它包括：乳房体积和外形、患者体质、供体部位、并发症、肿瘤的特点、患者偏好，以及是否需要辅助治疗。大多数女性选择的供体部位是腹部，这里有足够多的脂肪以满足重建理想的、有丰富血供的乳腺组织量的需求。在特定供体部位有手术史可能会妨碍该处皮瓣的使用，因为手术有损害区域血管、穿支血管或源血管的风险。即使患者偏瘦、皮下脂肪少，但如果对乳房体积的要求较低，她仍然可能适合进行自体组织重建。对于超重或肥胖的女性也可使用皮瓣移植，但应调整皮瓣以维持皮瓣的灌注需求，尽量减少脂肪坏死和部分皮瓣坏死的风险。

在进行自体组织重建前还应评估患者的并发症情况。可能影响即刻重建的特殊并发症或因素包括：频繁吸烟、控制不佳的糖尿病、心脏病和高凝状态。建议患者术前 4 周和术后 2 周停止使用烟草；糖尿病患者应严格控制血糖，将血红蛋白 AIC 保持在 7 以下，以免影响伤口愈合；术前应确认患者是否处于高凝状态，以避免血栓事件发生而导致微血管衰竭；通常建议体重指数超过 40 的肥胖患者减肥，以减少不良事件的发生，肥胖并不是乳房重建的禁忌证，但患者必须意识到如延迟愈合、感染和皮瓣移植失败等并发症的发生率可能会轻微增加。正确的患者选择是减少并发症的发生率和改善美学效果的先决条件。

应与所有患者进行并发症的讨论和回顾。皮瓣的常见并发症包括：全皮瓣失败、部分皮瓣失败、脂肪坏死和延迟愈合。皮瓣总失败率一般小于 2%；脂肪坏死可发生于 0～10% 的病例；感染和血肿的发生率一般较低，为 0 ~ 3%；其他并发症更多是由于供体部位具有特异性所致；腹部皮瓣可能会导致腹壁无力，这取决于肌肉受损的程度；腹壁膨隆或疝有 0 ~ 10% 的发生率；背阔肌皮瓣容易形成血肿，发生率为 5% ~ 25%；臀部皮瓣则容易出现血肿、外形不规则和疼痛；大腿皮瓣可能伴有复杂的瘢痕或淋巴水肿。

皮瓣的选择

皮瓣的选择最终取决于重建乳房的体积要求和供体部位的可用性。腹部是最常用的供体部位，其种类很多，包括带蒂 TRAM、游离 TRAM、DIEP 和 SIEA 皮瓣。当腹部不适合时，通常考虑第二供体部位，包括后胸背部、臀部和大腿区域。以下我们将讨论不同的皮瓣。

腹部皮瓣

要理解腹部皮瓣的内涵就要知道随皮瓣抬起的肌肉数量。皮瓣是根据腹壁上保留的腹直肌的数量而分类的。腹直肌可分为 3 个纵段：内侧段、外侧段和中间段。MS–0（无保留肌肉）包括肌肉的全宽度；MS–1 保留肌肉的内侧或外侧段；MS–2 保留肌肉的内、外侧段；MS–3 保留所有 3 个部分。游离 TRAM

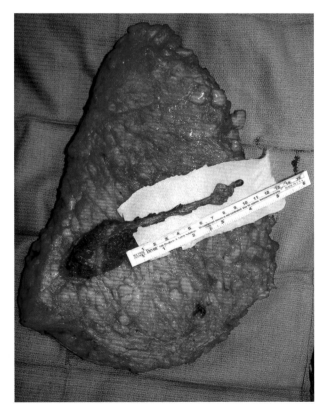

图 4.11 保留肌肉的游离 TRAM 皮瓣（MS–2）

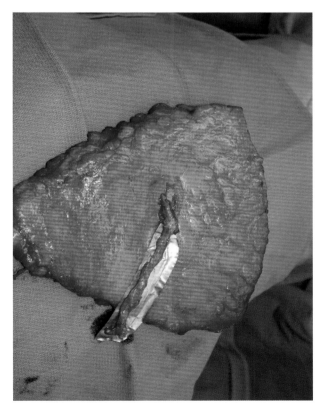

图 4.12 DIEP 皮瓣（MS–3）

皮瓣属于 MS-0、MS-1 和 MS-2（图 4.11），而 DIEP 皮瓣属于 MS-3（图 4.12）。

腹直肌皮瓣

利用腹直肌的带蒂 TRAM 皮瓣是唯一不需要微血管技术的腹部皮瓣。与其他腹部皮瓣相比，带蒂 TRAM 皮瓣的解剖结构有所不同，其主要的血管来自腹壁上动脉和静脉，腹直肌的主要作用是充当这些血管的载体。除了体形偏瘦且对乳房体积需求小的女性外，带蒂 TRAM 皮瓣并不是乳房体积置换的重要来源。带蒂 TRAM 皮瓣的优点是，在技术上更容易操作，可以在没有助手的情况下进行，而且不需要使用手术显微镜或高倍放大镜。但由于腹壁上动脉和静脉通常不如腹壁下动脉和静脉强健，故带蒂肌束的缺点是多方面的且与灌注能力有关，如腹部无力是由于肌肉损失更多，乳房轮廓异常是由于丧失了肌肉筋膜的支持。

游离 TRAM 皮瓣

游离 TRAM 皮瓣与带蒂 TRAM 皮瓣相似，均利用同一腹部皮肤区域。游离 TRAM 皮瓣需要进行微血管吻合手术，因此需要受体血管，受体血管通常是内乳或胸背的动脉和静脉。相对于 DIEP 皮瓣，游离 TRAM 皮瓣的优点是，它包含了多个穿支，可以减少脂肪坏死和静脉淤血的发生。一旦暴露了一个穿支网，包绕着这些穿支的腹直肌前鞘的轮廓就能大致看到，切开筋膜后会形成一个穿支岛。保留外侧肋间运动神经支配对于维持腹直肌的功能是很重要的。游离 TRAM 皮瓣的受体血管包括内乳或胸背的动脉和静脉。皮瓣获取后用缝合技术或吻合器将受体血管与供体血管相吻合。完成血管吻合后将皮瓣放入乳房皮肤包囊并塑形成一个新的乳丘。关闭腹部切口包括：腹直肌前鞘的缝合，可以用或不用网片加强，然后再分层缝合腹壁及皮肤。图 4.13 和图 4.14 显示了 1 例进行双侧游离 TRAM 皮瓣重建的患者。

DIEP 皮瓣

DIEP 皮瓣是真正的穿支皮瓣，因为它需要游离皮瓣的主要源血管，并可在不切除任何肌肉的情况下获取。该术式需要行肌肉切开术以解剖深部腹壁下动脉和静脉。选择 MS-2 游离 TRAM 皮瓣还是 DIEP 皮瓣最终取决于腹壁穿支血管的情况和质量，术前或术中均可对这些穿支情况进行评估。术前评估最好使用 CT 或 MR 血管造影。通过这些技术可以充分确定穿支血管的位置和口径。如果解剖过程中没有发现起源于深血管系统的主导穿支，这可能是因为腹壁下浅血管系统更占优势，这种情况下可以考虑行 SIEA 手术。在 DIEP 皮瓣的解剖过程中必须保留外侧肋间神经，以保持腹直肌的运动功能。随后评估并吻合微血管后，将皮瓣放入乳房皮下，闭合腹部（图 4.15～图 4.17）。

SIEA 皮瓣

SIEA 皮瓣是另一种腹部皮瓣的选择。SIEA 皮瓣是以腹壁下动脉和静脉为基础的。与其他腹部游离皮瓣相比，这种皮瓣的优点是不需要进行筋膜切开术或肌肉切开，因此不会破坏腹壁的完整性。在

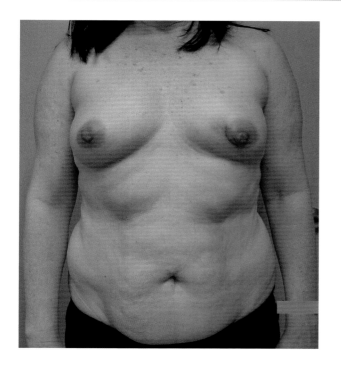

图 4.13　左侧乳腺癌女性患者（术前）

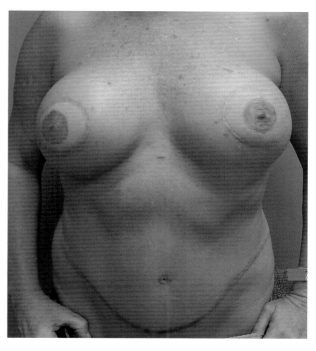

图 4.14　双侧保留皮肤的乳房切除术 + 双侧 MS-2 游离 TRAM 皮瓣移植 + 延期的双侧乳房假体植入（术后）

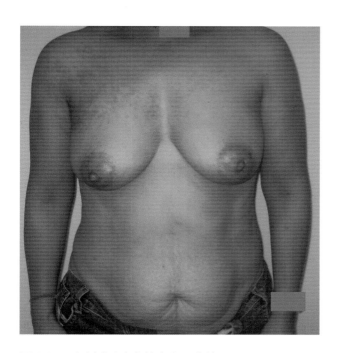

图 4.15　右侧乳腺癌女性患者（术前）

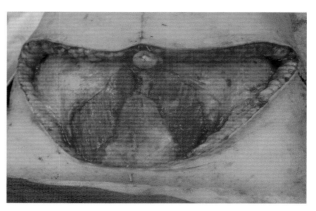

图 4.16　获取双侧 DIEP 皮瓣后腹直肌完整保留

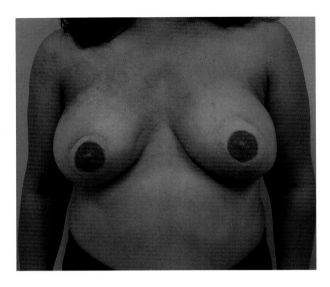

图 4.17　双侧保留皮肤的乳房切除术 + 双侧 DIEP 皮瓣移植（术后）

30% 的病例中腹壁下浅血管系统被证明是"有用的"。SIEA 皮瓣在技术上比 DIEP 皮瓣或保留肌肉的游离 TRAM 皮瓣更容易获得。因为它本质上是一个通过不穿过肌肉的直接穿支血管灌注的脂肪皮瓣。SIEA 皮瓣的局限性是血管区域通常局限于同侧皮瓣。因此，将 3 区纳入可能导致灌注不足而最终导致脂肪或部分皮瓣坏死。SIEA 皮瓣是单侧乳房重建或仅使用半瓣的双侧乳房重建的理想选择。

腹部皮瓣塑形

　　游离皮瓣在乳房重建上有多个塑形优势，皮瓣没有固定在供体肌肉上，因此可以在胸壁上选择最佳位置。第三或第四肋水平的内乳血管是首选的受体血管，另外也可以使用在腋窝区域的胸背血管，但由于胸背血管偏向外侧，所以在双侧重建时可能会导致轻微的内侧 / 胸骨区体积不足，单侧乳房重建通常没有这个问题，因为皮瓣的 3 区可以填充内侧乳房。

　　双侧腹部皮瓣重建时，腹部供体组织在中线等分，每个皮瓣包含 1 区和 2 区。皮瓣在胸壁上的位置有多种选择，包括将皮瓣内侧边沿着胸骨边缘或者沿着乳房下皱襞放置。即刻重建时把皮瓣缝合到胸壁有时是必要的，尤其是当天然乳房的分布范围大于皮瓣的范围时，这些缝合线可以放置在上内侧、下内侧和外侧。在延期重建中制造的皮下囊袋的尺寸应与皮瓣的尺寸相匹配。

　　当用腹部皮瓣进行单侧乳房重建时，与对侧乳房保持对称是很重要的。评估患者的预期，以了解是应缩小、增大，还是保持对侧乳房大小是至关重要的。对侧乳房是重建的模板。通常在单侧重建时，根据需要的组织量和远端皮瓣区域的灌注情况使用 1 ~ 3 区，有时需要使用 4 区。一般单侧皮瓣（1 ~ 3 区）比双侧皮瓣（1 ~ 2 区）的组织更多，因此便有更多的整形选择：皮瓣可以以锥形方式折叠；也可以横向折叠使皮瓣的顶端部分（2 区）叠在 1 区之下，3 区沿胸骨边缘放置。这两种方法都是为了提供更好的凸度。向外侧缝合皮瓣是必要的，有时沿内侧边界缝合皮瓣也是必要的。

皮瓣放入

　　当在单侧或双侧重建中放入皮瓣时，建议患者取与地面约成 45° 的坐位，以评估乳房的位置、对称性、轮廓和凸度。在保留皮肤的乳房切除术的情况下，要勾画出待切除的皮肤区域，并将皮瓣的其余部分去上皮化。在保留乳头乳晕复合体的乳房切除术完成后，用多普勒来识别动静脉信号并画出 2cm 的圆形体表标记。保留乳头乳晕复合体的乳房切除术可以使整个皮瓣去上皮化，也可以切除一小块皮岛。无论哪种情况都必须监测识别动静脉多普勒信号。使用游离皮瓣时必须检查血管蒂，以确保其没有扭曲或扭结，带蒂皮瓣的隧道有时会压迫肌肉和血液供应，因此有必要对皮瓣的灌注情况进行重新评估，以确保皮瓣的灌注完好无损。在延期重建时，通常需切除乳房下缘的皮肤，并利用自体皮瓣的下边缘重建乳房下皱襞。无论是保留皮肤还是保留乳头乳晕复合体的乳腺切除术都可以使用传统的监测技术进行皮瓣监测，包括手持多普勒，评估毛细血管灌注，以及记录皮肤张力。

背阔肌重建

背阔肌肌皮瓣和胸背动脉穿支皮瓣是完全或部分乳房重建的另外两种选择。这些皮瓣通常为带蒂皮瓣，不需要行微血管手术。胸背动脉和静脉是这些皮瓣的主要血液供应血管。背阔肌肌皮瓣对于即刻或延期乳房重建是有用的。背阔肌肌皮瓣的缺点包括供体部位会留下瘢痕、产生乳房不对称，以及经常需要假体和 / 或组织扩张器辅助增加乳房体积，也可以考虑采用自体脂肪移植来增大体积，改善乳房轮廓和皮肤质量。最常见的并发症是血肿的形成，5% ～ 25% 的患者发生在肌肉收缩部位。

与所有重建一样，重建乳房的体积和所需皮肤量都要评估，且要与所估计的背阔肌肌皮瓣的体积相当，如果皮瓣提供的皮肤和脂肪数量有限则可以考虑联合假体植入。在做这个决定时，评估乳房范围、形状和皮肤囊袋是很重要的，在体积不足的情况下，可以考虑使用组织扩张器或假体。这也将有助于增强乳房的凸度，以便更好地达到理想的圆锥形态。使用背阔肌肌皮瓣获得额外体积的其他方法包括从皮岛中斜削脂肪，以增加从背部收获的脂肪数量。一些外科医生倾向于保持胸背神经的完整性，以防止肌肉萎缩，维持更大的体积。另一些人则倾向于将神经分开，以防止肌肉收缩时可能出现乳房收缩。图4.18 ～ 图 4.21 显示了 1 例进行三期背阔肌肌皮瓣移植乳房重建的患者。

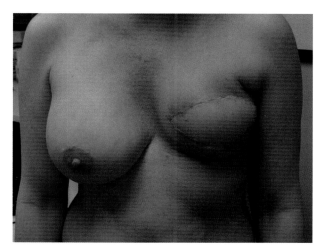

图 4.19　用背阔肌肌皮瓣行左侧乳房重建（术后）

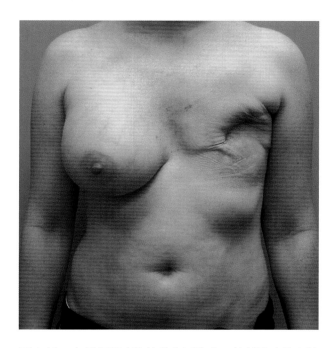

图 4.18　左侧保留皮肤的乳房切除术 + 放射治疗的女性患者（术前）

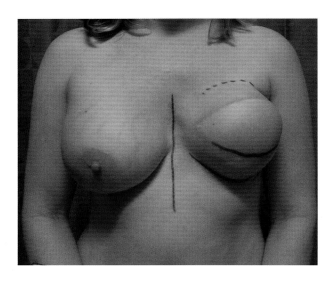

图 4.20　使用组织扩张器扩大体积（术后），展示了组织扩张器与假体植入的术前画线位置

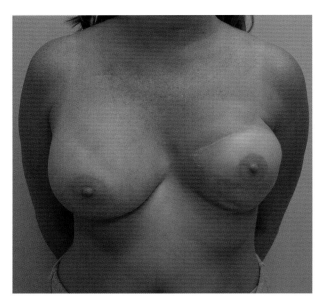

图 4.21　背阔肌肌皮瓣 + 假体植入 + 乳房乳晕重建术（术后）

臀肌皮瓣

使用臀肌皮瓣在显微外科医生的手术中是比较复杂的一种。一般情况下当腹部不是合适的供体部位且患者又无意愿使用假体时，可以考虑使用这些皮瓣。臀大肌皮瓣可以与臀大肌一起切取，也可以在不带有臀大肌的情况下切取。臀动脉有两种穿支皮瓣，分别来自包含臀上动脉和臀下动脉的区域。臀肌皮瓣非常适合身材适中的女性，通常不推荐肥胖女性使用。

臀上动脉穿支皮瓣（SGAP 皮瓣）

获取 SGAP 皮瓣的技术方面需要特别注意，其解剖标志包括外侧的大转子、上方的髂后上棘和下方的尾骨。术中患者俯卧位时，最好使用手持多普勒超声来确定穿支血管的位置，与中心穿支的 DIEP 皮瓣相比，使用 SGAP 皮瓣时外周穿支更有利于显微外科吻合和皮瓣的放入。继续解剖深入到臀大肌和臀中肌直至穿透深筋膜，剥离完成后切取皮瓣，完成微血管吻合后放入皮瓣。图 4.22 ～图 4.25 显示了 1 例进行双侧 SGAP 皮瓣重建的患者。

臀下动脉穿支皮瓣（IGAP 皮瓣）

IGAP 皮瓣与 SGAP 皮瓣起始的标志相同，然而该皮瓣的皮肤体表投影是沿着臀下皱襞的。一般来说，IGAP 皮瓣的脂肪成分比 SGAP 皮瓣略少。IGAP 皮瓣的局限性是在剥离过程中经常暴露坐骨神经，可能导致术后不适。由于切口位于坐骨区，手术后可能需要限制坐位数天，且切口裂开的情况

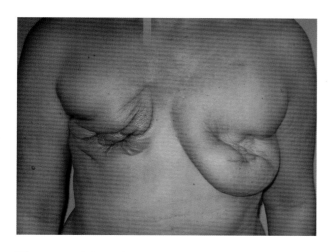

图 4.22　双侧保留皮肤的乳房切除术联合放射治疗且假体重建失败的患者（术前）

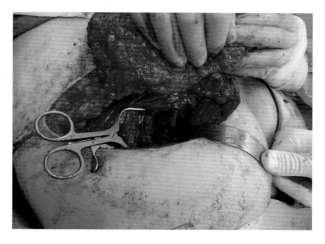

图 4.23　获取 SGAP 皮瓣（术中）

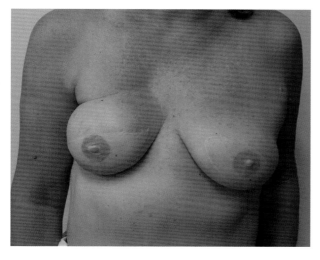

图 4.24　分期双侧 SGAP 皮瓣重建和乳头乳晕复合体重建（术后）

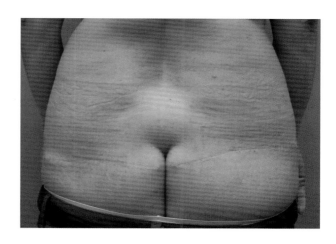

图 4.25　臀部供体部位的术后图片

可能更常见。

臀皮瓣塑形

　　臀皮瓣的血管蒂往往比腹部皮瓣短，且在胸壁上的最佳位置可能也会不太理想。这些皮瓣的长度为 12～25cm，宽度为 6～10cm，厚度为 4～8cm，皮瓣的厚度限制了 SGAP 皮瓣的塑形，然而设计具有侧向伸展性的皮瓣可以更自然地模拟天然乳房的锥体形状。这些皮瓣有时需要进行二次轮廓修复，在臀皮瓣的延期重建病例中，预先扩张乳房皮肤来增加皮肤囊袋，以改善美学效果。

大腿皮瓣

大腿内侧和后区已成为良好的自体组织重建的供体选择部位。现已使用的大腿皮瓣有横向上股薄肌肌皮瓣（TUG 皮瓣）、横向股薄肌肌皮瓣（TMG 皮瓣）和股深动脉穿支皮瓣（PAP 皮瓣）。

TUG 皮瓣和 TMG 皮瓣

大腿内侧皮瓣（TMG 皮瓣和 TUG 皮瓣）的适用者包括腹部脂肪少或由于既往瘢痕导致血管明显断裂的患者。适用者的大腿内侧区域必须有足够多的皮肤和脂肪；其他适应证还包括双侧乳房重建时乳房切除的体积接近大腿内侧的体积，或者符合患者的期望。患者在站立位时通过捏压大腿内侧区域来评估皮瓣的最佳高度。皮岛可以横着画或画成鸢尾样式。在剥离过程中可以看到股薄肌并将其在起点和远端肌腱处分离。将皮瓣转移至胸壁进行微血管吻合以完成移植。

现已报道可使用大腿内侧皮瓣塑造乳房。股薄肌肌皮瓣通常沿着肋软骨的走行放置，以减少可见度。因为这些皮瓣的长度增加了，所以通过缝合皮瓣的前后缘能很好地形成锥形。将锥形皮瓣固定在胸壁，并确保覆盖原乳房的范围轮廓，并产生足够的凸度。

PAP 皮瓣

PAP 皮瓣已成为许多外科医生的第二选择。该皮瓣基于股深动脉和静脉在大腿后腔室中有几个相关穿支。这种皮瓣通常被认为是腹部的替代皮瓣，非常适合大腿后区域脂肪营养不良的小到中等体积乳房的患者。这种皮瓣的重量为 250～700g。与臀部皮瓣和大腿内侧皮瓣相比，该皮瓣的优点是淋巴水肿的风险更小，蒂长度增加并不影响臀部轮廓。PAP 皮瓣可以很容易地塑形成锥形，以提供最佳的凸度。大腿后组织比臀部组织更柔韧，有时甚至比腹部组织更柔韧，有利于锥形成形并达到理想的美学效果。皮瓣的重量一般为 250～600g，可以用于单侧或双侧乳房重建。脂肪坏死的发生率一般为 10% 以下。通常不需要进行二次轮廓修复。

二次修复

自体重建后常常需要进行二次修复。它可以恢复乳房体积、轮廓和位置，可能包括双侧乳房重建，以及在单侧乳房重建中的同侧和对侧乳房。多种技术可以用于二次修复术，包括软组织塑形、脂肪移植、皮瓣填埋和假体植入等，可以通过隆乳术、乳房固定术和乳房缩小成形术来实现与健侧乳房的对称。可吸收补片已被证明可成功地用于治疗复发性乳房下垂。

重建的乳房

最常见的乳房重塑方法是通过直接切除皮肤和脂肪组织，以及软组织重排达到重塑软组织外形的目的，这可以减少体积、改善形状，并在胸壁上重新定位乳房位置，并更好地界定乳房下皱襞或乳房侧方皱襞。利用自体脂肪移植来矫正轮廓畸形和改善皮肤质量已成为另一种成功的常见修复方法，沿着乳房和胸壁上极移植脂肪是实现自然轮廓的理想方法。自体脂肪移植也被用于接受了放疗后皮肤受损的乳房。脂肪和干细胞已被证明有再生、补水和改善受区皮肤血供的能力。对于过度下垂乳房的自体组织重建，皮瓣移植技术已经证明是成功的。目标皮肤区域以椭圆形切口进行体表标记并去上皮化。乳房切除术后的皮瓣在上下两侧都被破坏，然后再重新塑形后缝合。

对于体积不足的再造乳房常用的矫正方法有两种：第一种是皮瓣下脂肪移植，第二种是在皮瓣下放置一个小的假体。假体可以是生理盐水假体或硅凝胶假体，体积为 80 ~ 125mL。对于有胸壁放疗史的女性，该假体应放置在胸大肌前，而对于没有放射治疗史的女性假体通常放置在胸大肌后。

未重建的乳房

在单侧乳房重建中，有时会对未重建的乳房进行调整以达到双侧对称性。可选择单侧假体植入隆乳、乳房固定术或乳房缩小成形术。使用三维成像系统进行体积分析有助于假体的选择。这项技术本质上就是标准的隆乳手术。当两侧乳房体积相似且天然乳房下垂时，通常会进行乳房固定术。它通常使用环形垂直法；然而，在极端情况下亦可以使用倒 T 形法。当再造乳房比天然乳房小时，通常未重建乳房会进行乳房缩小成形术，它可以通过多种技术来实现，如当双乳大小差异为轻度到中度时采用短瘢痕切口，当差异为中度到重度时采用倒 T 形切口。

结论

乳房切除术后重建乳房的目的是改善手术效果和美学效果。若选择适当的患者、重视细节并具备了乳房切除和重建相关的现代技术手段，那我们便能够预测和重复成功的假体或自体组织重建手术。

声明：Nahabedian 博士是 Allergan 的顾问和 polityTE 的首席外科主任。

编者评论：这一章节解决了乳腺癌患者的乳房重建问题，描述了塑造美丽乳房所必需的考虑。Nahabedian 博士在异体重建和自体重建方面都有丰富的经验，他的行医实践无疑会使他成为这个领域的先驱。Nahabedian 博士不仅描述了手术技术，也讲解了患者选择的重要性、手术的时机（即刻或延期），以及如何为正确的患者选择正确的手术方式。在我的行医过程中，我使用一个有用的工具，那就是乳房风险评估（BRA）评分计算器来决定是选择即刻重建还是延期重建，它考虑了患者的并发症情况，也提供了她们的风险预测百分比。一般情况下，为了降低围术期的风险，我会推迟 BRA 评分高于 20% 的患者的手术。与患者分享这些数据可以更好地使患者了解手术推迟的原因。

Nahabedian 博士还强调了在可行情况下，胸大肌前乳房重建和穿支皮瓣乳房重建术中的肌肉保留十分重要。然而，我想强调的是，因为涉及术后局部复发的监测，这个决定必须与患者的肿瘤治疗团队协商，以确保监测效果的一致性。

Nahabedian 博士列出了在胸大肌前和胸大肌后异体重建术中使用 ADM 的一些可能的指征。在撰写本文时，还有一些新的数据表明，用补片加固局部囊袋可以提供囊袋侧方和下方的稳定性，我们可以用

ADM 达到全部或部分覆盖假体的良好效果，且某些胸大肌前乳房重建的严重并发症，即包膜挛缩并未增加。然而，Nahabedian 博士对 ADM 的看法是正确的："尽管许多整形外科医生都在使用 ADM，但它的使用仍存在争议。"事实上，在撰写本文时，FDA 并不认为 ADM 和补片适用于乳房手术，因为缺乏前瞻性的头对头数据来支持 ADM 产品在乳房重建中的疗效。

Nahabedian 博士还强调了对乳房肥大患者行乳房重建具有挑战性。他把影响乳房形状的 3 个特征描述为乳房范围、圆锥形状和皮肤囊袋。他指出，这类女性中的大多数都有过多皮肤，需要减少皮肤面积。在这些患者中，两种常见的乳房切除术切口包括倒 T 形切口和扩大横向或斜向皮肤切除模式。我使用了一种变异的横切术，我将它称为微笑型皮肤切除术。这样可以通过将真皮皮瓣推到上方皮瓣下，从而在保留真皮皮瓣的同时，缩小横向和纵向的皮肤，为上极提供额外的厚度。此外，乳头乳晕复合体移植物既可以作为真皮皮瓣的一部分，也可以作为移植物添加到上皮瓣。另外，在进行对侧复位或乳房固定术的单侧病例中，补片可作为内部吊索来支持和稳定下极组织，从而改善下极的对称性（见第五章）。

再次祝贺 Nahabedian 博士在乳房再造方面的出色表现和开创性工作。

Kiya Movassaghi

参考文献

[1] Maxwell GP, Gabriel A. Bioengineered breast: concept, technique, and preliminary results. Plast Reconstr Surg. 2016;137(2):415–421.

[2] American Society of Plastic Surgeons Procedural Statistics. www.plasticsurgery.org. Accessed 11 Oct 2018.

[3] Albornoz CR, Bach PB, Mehrara BJ, Disa JJ, Pusic AL, McCarthy CM, et al. A paradigm shift in U.S. breast reconstruction: increasing implant rates. Plast Reconstr Surg. 2013;131:15.

[4] Cemal Y, Albornoz CR, Disa JJ, McCarthy CM, Mehrara BJ, Pusic AL, et al. A paradigm shift in U.S. breast reconstruction: part 2. The influence of changing mastectomy patterns on reconstructive rate and method. Plast Reconstr Surg. 2013;131:320e.

[5] McCarthy CM, Mehrara BJ, Riedel E, Davidge K, Hinson A, Disa JJ, et al. Predicting complications following expander/implant breast reconstruction: an outcomes analysis based on preoperative clinical risk. Plast Reconstr Surg. 2008;121:1886.

[6] Nahabedian MY. Current approaches to prepectoral breast reconstruction. Plast Reconstr Surg. 2018;142(4):871–880.

[7] Rebowe RE, Allred L, Nahabedian MY. The evolution from subcutaneous to prepectoral prosthetic breast reconstruction. Plast Reconstr Surg Glob Open. 2018;6(6):e1797.

[8] Nahabedian MY. Breast reconstruction: a review and rationale for patient selection. Plast Reconstr Surg. 2009;124:55–62.

[9] Dietz J, Lundgren P, Veeramani A, O'Rourke C, Bernard S, Djohan R, et al. Autologous inferior dermal sling (autoderm) with concomitant skin-envelope reduction mastectomy: an excellent surgical choice for women with macromastia and clinically significant ptosis. Ann Surg Oncol. 2012;19(10):3282–3288.

[10] Rinker B, Thornton BP. Skin-sparing mastectomy and immediate tissue expander breast reconstruction in patients with macromastia using the Passot breast reduction pattern. Ann Plast Surg. 2014;72(6):S158–S164.

[11] Rammos CK, Mammolito D, King VA, Yoo A. Two-stage reconstruction of the large and ptotic breasts: skin reduction mastectomy with prepectoral device placement. Plast Reconstr Surg Glob Open. 2018;6(7):e1853.

[12] Antony AK, Mehrara BM, McCarthy CM, et al. Salvage of tissue expanders in the setting of mastectomy flap necrosis: 13 years experience using timed excision with continued expansion. Plast Reconstr Surg. 2009;124:356–363.

[13] Patel KM, Hill LM, Gatti ME, Nahabedian MY. Management of massive mastectomy skin flap necrosis following autologous breast reconstruction. Ann Plast Surg. 2012;69:139–144.

[14] Matsen CB, Mehrara B, Eaton A, Capko D, Berg A, Stempel M, et al. Skin flap necrosis after mastectomy with reconstruction: a

prospective study. Ann Surg Oncol. 2016;23(1):257–264.

[15] Yalanis GC, Naq S, Georgek JR, Cooney CM, Manahan MA, Rosson GD, et al. Mastectomy weight and tissue expander volume predict necrosis and increased costs associated with breast reconstruction. Plast Reconstr Surg Glob Open. 2015;3(7):e450.

[16] Komorowska-Timek E, Gurtner G. Intraoperative perfusion mapping with laser-assisted indocyanine green imaging can predict and prevent complications in immediate breast reconstruction. Plast Reconstr Surg. 2010;125:1065–1073.

[17] Gdalevitch P, Van Laeken N, Bahng S, Ho A, Bovill E, Lennox P, et al. Effects of nitroglycerin ointment on mastectomy flap necrosis in immediate breast reconstruction: a randomized controlled trial. Plast Reconstr Surg. 2015;135(6):1530–1539.

[18] Zenn MR. Staged immediate breast reconstruction. Plast Reconstr Surg. 2015;135:976.

[19] Paydar KZ, Wirth GA, Mowlds DS. Prepectoral breast reconstruction with fenestrated acellular dermal matrix: a novel design. Plast Reconstr Surg Glob Open. 2018;6(4):e1712.

[20] Jones G, Yoo A, King V, Jao B, Wang H, Rammos C, et al. Prepectoral immediate direct-to-implant breast reconstruction with anterior AlloDerm coverage. Plast Reconstr Surg. 2017;140(6S Prepectoral Breast Reconstruction):31S–38S.

[21] Kim JYS, Miodinow AS. What's new in acellular dermal matrix and soft-tissue support for prosthetic breast reconstruction. Plast Reconstr Surg. 2017;140(5S Advances in Breast Reconstruction):30S–43S.

[22] Sbitany H, Serletti JM. Acellular dermis-assisted prosthetic breast reconstruction: a systematic and critical review of efficacy and associated morbidity. Plast Reconstr Surg. 2011;128:1162.

[23] Kim JYS, Davila AA, Persing S. A meta-analysis of human acellular dermis and submuscular tissue expander breast reconstruction. Plast Reconstr Surg. 2012;129:28.

[24] Salibian AA, Frey JD, Choi M, Karp NS. Subcutaneous implant-based breast reconstruction with acellular dermal matrix/mesh: a systematic review. Plast Reconstr Surg Glob Open. 2016;4(11):e1139.

[25] Salzberg CA. Nonexpansive immediate breast reconstruction using human acellular tissue matrix graft (AlloDerm). Ann Plast Surg. 2006;57:1–5.

[26] Nahabedian MY. Acellular dermal matrices in primary breast reconstruction: principles, concepts, and indications. Plast Reconstr Surg. 2012;130:5S–2. 44–53

[27] Salzberg CA, Ashikari AY, Koch RM, Chabner-Thompson E. An 8-year experience of direct-to-implant immediate breast reconstruction using human acellular dermal matrix (AlloDerm). Plast Reconstr Surg. 2011;127:514.

[28] Colwell AS, Damjanovic B, Zahedi B, Medford-Davis L, Hertl C, Austen WG Jr. Retrospective review of 331 consecutive immediate single-stage implant reconstructions with acellular dermal matrix: indications, complications, trends, and costs. Plast Reconstr Surg. 2011;128:1170.

[29] Spear SL, Seruya M, Rao SS, Rottman S, Stolle E, Cohen M, et al. Two-stage prosthetic breast reconstruction using AlloDerm including outcomes of different timings of radiotherapy. Plast Reconstr Surg. 2012;130(1):1–9.

[30] Nahabedian MY, Mesbahi AN. Breast reconstruction with tissue expanders and implants. In: Nahabedian MY, editor. Cosmetic and reconstructive breast surgery. London: Elsevier; 2009. p. 1–19.

[31] Woo A, Harless C, Jacobsen SR. Revisiting an old place: single surgeon experience on post-mastectomy subcutaneous implant based breast reconstruction. Plast Reconstr Surg. 2015;136(4S-1(Supplem ent)):83.

[32] Reitsamer R, Peintinger F. Prepectoral implant placement and complete coverage with porcine acellular dermal matrix: a new technique for direct-to-implant breast reconstruction after nipple-sparing mastectomy. J Plast Reconstr Aesth Surg. 2015;68:162–167.

[33] Sigalove S. Options in acellular dermal matrix-device assembly. Plast Reconstr Surg. 2017;140(6S Prepectoral Breast Reconstruction):39S–42S.

[34] Kaoutzanis C, Xin M, Ballard NS, et al. Outcomes of autologous fat grafting following breast reconstruction in post-mastectomy patients. Plast Reconstr Surg (Supplement). 2014;134:4S–1.

[35] Seth AK, Hirsch EM, Kim JYS, Fine NA. Long-term outcomes following fat grafting in prosthetic breast reconstruction: a comparative analysis. Plast Reconstr Surg. 2012;130:984.

[36] Rigotti G, Marchi A, Galie M, Baroni G, Benati D, Krampera M, et al. Clinical treatment of radiotherapy tissue damage by lipoaspirate transplant: a healing process mediated by adipose-derived adult stem cells. Plast Reconstr Surg. 2007;119:1409.

[37] Wang CF, Zhou Z, Yan YJ, Zhao DM, Chen F, Qiao Q. Clinical analyses of clustered microcalcifications after autologous fat injection for breast augmentation. Plast Reconstr Surg. 2011;127:1669–1673.

[38] Mineda K, Kuno S, Kato H, Kinoshita K, Doi K, Hashimoto I, et al. Chronic inflammation and progressive calcification as a result of fat necrosis: the worst outcome in fat grafting. Plast Reconstr Surg. 2014;133:1064–1072.

[39] Smith P, Adams WP, Lipchitz AH, Chau B, Sorokin E, Rohrich RJ, et al. Autologous human fat grafting: effect of harvesting and preparation techniques on adipocyte graft survival. Plast Reconstr Surg. 2006;117:1836.

[40] Choi M, Small K, Levovitz C, Lee C, Fadi A, Karp NS. The volumetric analysis of fat graft survival in breast reconstruction. Plast Reconstr Surg. 2013;131(2):185–191.

[41] Khouri RK, Smit JM, Cardoso E, Pallua N, Lantieri L, Mathijssen IM, et al. Percutaneous aponeurectomy and lipofilling: a

regenerative alternative to breast reconstruction. Plast Reconstr Surg. 2013;132:1280–1290.

[42] Kronowitz SJ, Robb GL. Radiation therapy and breast reconstruction: a critical review of the literature. Plast Reconstr Surg. 2009;124:395.

[43] Nahabedian MY. The impact of breast reconstruction on the oncologic efficacy of radiation therapy: a retrospective analysis. Ann Plast Surg. 2008;60:244–250.

[44] Nahabedian MY. AlloDerm performance in the setting of breast implants, infection, and radiation. Plast Reconstr Surg. 2009;124:1735–1740.

[45] Seruya M, Cohen M, Rao S, et al. Two–stage prosthetic breast reconstruction using AlloDerm: a 7–year experience in irradiated and nonirradiated breasts. Plast Reconstr Surg. 2011;125:22–23.

[46] Sigalove S, Maxwell GP, Sigalove NM, Storm–Dickerson TL, Pope N, Rice J, et al. Prepectoral implant–based breast reconstruction and postmastectomy radiotherapy: short–term outcomes. Plast Reconstr Surg Glob Open. 2017;6:e1631.

[47] Elswick SM, Harless CA, Bishop SN, Schleck CD, Mandrekar J, Reusche RD, et al. Prepectoral implant–based breast reconstruction with postmastectomy radiation therapy. Plast Reconstr Surg. 2018;142:1.

[48] Cordeiro PG, Albornoz CR, McCormick B, Hudis CA, Hu Q, Heerdt A, et al. What is the optimum timing of postmastectomy radiotherapy in two–stage prosthetic reconstruction: radiation to the tissue expander or permanent implant? Plast Reconstr Surg. 2015;135:1509.

[49] Nava MB, Pennati AE, Lozza L, Spano A, Zambetti M, Catanuto G. Outcome of different timings of radiotherapy in implant–based breast reconstructions. Plast Reconstr Surg. 2011;128:353.

[50] Tan BK, Loethy J, Ong YS, Ho GH, Pribaz JJ. Preferred use of the ipsilateral pedicled TRAM flap for immediate breast reconstruction: an illustrated approach. Aesthet Plast Surg. 2012;36(1):128–133.

[51] Zhi L, Mohan AT, Vijayasekaran A, Hou C, Sur YJ, Morse M, Saint–Cyr M. Maximizing the volume of latissimus dorsi flap in autologous breast reconstruction with simultaneous multisite fat grafting. Aesthet Surg J. 2016;36(2):169–178.

[52] Vega SJ, Sandeen SN, Bossert RP, Perrone A, Ortiz L, Herrera H. Gracilis myocutaneous free flap in autologous breast reconstruction. Plast Reconstr Surg. 2009;124:1400–1409.

[53] Ahmadzadeh R, Bergeron L, Tang M, Morris S. The superior and inferior gluteal artery perforator flaps. Plast Reconstr Surg. 2007;120:1551–1556.

[54] Nahabedian MY, Momen B, Tsangaris T. Breast reconstruction with the muscle sparing (MS–2) free TRAM and the DIEP flap: is there a difference? Plast Reconstr Surg. 2005;115:436–444.

[55] Allen RJ, Levine JL, Granzow JW. The in–the–crease inferior gluteal artery perforator flap for breast reconstruction. Plast Reconstr Surg. 2006;118:333–339.

[56] Allen RJ, Haddock NT, Ahn CY, Sadeghi A. Breast reconstruction with the profunda artery perforator flap. Plast Reconstr Surg. 2012;129:16e.

[57] Angrigiani C, Rancati A, Escudero E, Artero G. Extended thoracodorsal artery perforator flap for breast reconstruction. Gland Surg. 2015;4(6):519–527.

[58] Chevray PM. Brest reconstruction with superficial inferior epigastric artery flaps: a prospective comparison with TRAM and DIEP flaps. Plast Reconstr Surg. 2004;114:1077–1083.

[59] Dayan E, Smith ML, Sultan M, Samson W, Dayan JH. The diagonal upper gracilis (DUG) flap: a safe and improved alternative to the TUG flap. Plast Reconstr Surg. 2013;132(4s–1):33–34.

[60] Guerra AB, Metzinger SE, Bidros RS, Gill PS, Dupin CA, Allen RJ. Breast reconstruction with gluteal artery perforator flaps: a critical analysis of 142 flaps. Ann Plast Surg. 2004;52:118–124.

[61] Heitmann C, Guerra A, Metzinger SW, Levin LS, Allen RJ. The thoracodorsal artery perforator flap: anatomic basis and clinical applications. Ann Plast Surg. 2003;51:23–29.

[62] Holm C, Mayr M, Hofter E, Ninkivic M. The versatility of the SIEA flap: a clinical assessment of the vascular territory of the superficial epigastric inferior artery. J Plast Reconstr Aesthet Surg. 2007;60: 946–951.

[63] Schoeller T, Huemer GM, Wechselberger G. The transverse musculocutaneous gracillis flap for breast reconstruction: guidelines for flap and patient selection. Plast Reconstr Surg. 2008;122:29–38.

[64] Blondeel PN, Hijawi J, Depypere H, Roche N, Van Landuyt K. Shaping the breast in aesthetic and reconstructive breast surgery: an easy three–step principle. Plast Reconstr Surg. 2009;123:455.

[65] Blondeel PN, Hijawi J, Depypere H, Roche N, Van Landuyt K. Shaping the breast in aesthetic and reconstructive breast surgery: an easy three–step principle. Part II—breast reconstruction after total mastectomy. Plast Reconstr Surg. 2009;123:794.

[66] Blondeel PN, Hijawi J, Depypere H, Roche N, Van Landuyt K. Shaping the breast in aesthetic and reconstructive breast surgery: an easy three–step principle. Part III—reconstruction following breast conservative treatment. Plast Reconstr Surg. 2009;124:28.

[67] Blondeel PN, Hijawi J, Depypere H, Roche N, Van Landuyt K. Shaping the breast in aesthetic and reconstructive breast surgery: an easy three–step principle. Part IV—aesthetic breast surgery. Plast Reconstr Surg. 2009;124:372.

[68] Mallucci P, Branford OA. Population analysis of the perfect breast: a morphometric analysis. Plast Reconstr Surg. 2014;134:436.

[69] Nahabedian MY. Secondary operations of the anterior abdominal wall following microvascular breast reconstruction with the TRAM and DIEP flaps. Plast Reconstr Surg. 2007;120:365-372.

[70] Nahabedian MY, Dooley W, Singh N, Manson PN. Contour abnormalities of the abdomen following breast reconstruction with abdominal flaps: the role of muscle preservation. Plast Reconstr Surg. 2002;109:91-101.

[71] Nahabedian MY, Manson PN. Contour abnormalities of the abdomen following TRAM flap breast reconstruction: a multifactorial analysis. Plast Reconstr Surg. 2002;109:81-87.

[72] Kronowicz SJ. Redesigned gluteal artery perforator flap for breast reconstruction. Plast Reconstr Surg. 2008;121:728.

[73] Gurunluoglu R, Spanio S, Rainer C, Ninkovic M. Skin expansion before breast reconstruction with the superior gluteal artery perforator flap improves aesthetic outcome. Ann Plast Surg. 2003;50:475-479.

[74] Fansa H, Schimer S, Warnecke IC, Cervelli A, Frerichs O. The transverse myocutaneous gracilis muscle flap: a fast and reliable method for breast reconstruction. Plast Reconstr Surg. 2008;122(5):1326-1333.

[75] Nahabedian MY. Symmetrical breast reconstruction: analysis of secondary procedures following reconstruction with implants and with autologous tissue. Plast Reconstr Surg. 2005;115:257-260.

[76] Adams WP, Moses AC. Use of poly-4-hydroxybutyrate mesh to optimize soft-tissue support in mastopexy: a single-site study. Plast Reconstr Surg. 2017;139(1):67-75.

[77] Nahabedian MY. Managing the opposite breast: contralateral symmetry procedures. Cancer J. 2008;14:258-263.

第五章 乳房整形：复杂问题的处理

Kiya Movassaghi，Kevin J. Shultz

徐　莉　谭秋雯　吕　青　译

前言

隆乳手术是最常见的整形手术之一，但其再次手术率也非常高，可高达 30% ~ 40%。再次手术最常见的原因包括：包膜挛缩、假体移位、不对称、假体破裂、更改假体大小、乳房下垂、起皱 / 波纹征或血肿 / 血清肿。同时也有一些具有挑战性的病例，如块茎状乳房、乳腺组织衰退或萎缩、乳房不对称和某些特殊胸壁解剖学变异，需要妥善、完备且系统的方法才能获得较成功的效果。第一章我们系统地讲述了成功的乳房假体重建术有 3 个决定因素，即患者因素、假体因素和手术因素，坚持这些指导原则将有助于外科医生获得良好的预期效果，提高患者满意度。但是，即使是经验最丰富的外科医生也会遇到一些棘手的问题。本章将通过具体的病例讨论如何处理这些复杂的问题。

缩窄的乳房下极

乳房下极缩窄是指乳头至乳房下皱襞（N–IMF）间距离较短，组织包膜张力大。这类乳房形态处理起来有一定难度。若不能正确地处理可能导致假体向上极偏移，从而达不到理想的乳房宽度与下极之比（见第一章）。此外，患者原乳腺组织和皮肤最终可能在假体中下部形成明显的隆起，即双下极征。这是由于乳房下皱襞（inferior circummammary ligament，IMF）被保存了下来。为了避免这种情况，外科医生应：①根据所用假体的基底宽度和表面类型适当降低 IMF（参见第一章光面假体和毛面假体降低 IMF

K. Movassaghi (✉)

Clinical Assistant Professor of Plastic Surgery, Oregon Health & Science University, Portland, OR, USA

Movassaghi Plastic Surgery & Ziba Medical Spa, Eugene, OR, USA

ASAPS Endorsed Aesthetic Fellowship, Eugene, OR, USA
e−mail: kiya@drmovassaghi.com

K. J. Shultz
Upstate Plastic Surgery, Greer, SC, USA

© Springer Nature Switzerland AG 2021
K. Movassaghi (ed.), *Shaping the Breast*, https://doi.org/10.1007/978−3−030−59777−1_5

的算法）；②从下方（径向释放）对 IMF 和收缩带进行评分；③如果进行胸肌后假体重建，则应创建 Ⅱ 型双平面，增加假体－腺体实质暴露；④使用高黏度硅凝胶假体；⑤考虑筋膜下隆乳以消除胸肌的影响，降低双下极畸形的风险（我们的首选）。在许多这样的病例中，环乳晕乳房固定术可以减少乳头乳晕复合体的外凸，使乳房看起来更宽，是可以考虑的手术方式。高黏度假体（光面假体和毛面假体）在精确的囊腔及乳腺实质的共同作用下可作为一种可控的组织扩张器在术后几个月内正向调节组织，即根据假体的形状在头尾侧扩大下极组织（更强的作用力与反作用力，牛顿第三定律），这就使得组织能很好地包裹假体。对乳腺组织进行评分可以松解结缔组织（浅筋膜系统和乳房下皱襞组织）的致密纤维束，使组织在假体的前表面和下表面铺开，有助于减少天然 IMF 组织的"记忆"。

病例分析

女性，30 岁，块茎状乳房且双乳不对称，产后出现乳房萎缩。体格检查显示，患者双乳下垂（左侧为 2 级，右侧为 3 级），基底狭窄，N–IMF 距离较短，乳房分布范围较大，胸部上部分凸出（图 5.1）。经过沟通，患者选择胸肌下植入水滴形假体，这样可以降低乳房上极凸度并保持现有的凸度。

患者双乳行 Ⅱ 型双平面隆乳术植入水滴形假体，同时降低 IMF，行乳晕周围乳房固定术放射状松解原 IMF。需要注意的是，新 IMF 的位置是由 IMF 切口位置决定而非原 IMF 决定的（图 5.2）（参见第一章毛面假体降低 IMF 的算法）。

术后 1 年的随访照片显示，双乳对称性良好，乳房上极丰满度符合患者本身骨骼形状，乳房下极扩张度满意（图 5.3），且新 IMF 的位置与 IMF 切口部位的位置重合。此外，与术后 3 个月的检查相比，乳房下极组织可控性地扩张仍持续至术后 12 个月，且 IMF 依旧保持稳定（图 5.4）。

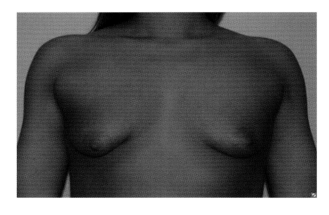

图 5.1　术前

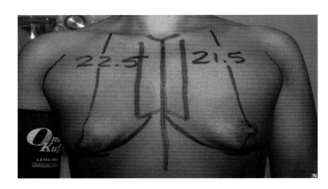

图 5.2　术前设计

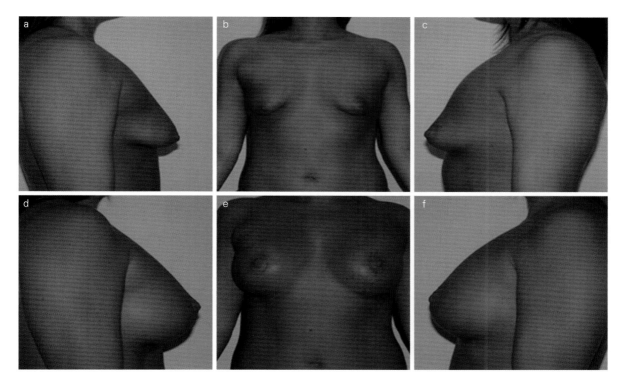

图 5.3 术前（a ~ c）。术后 1 年（d ~ f）

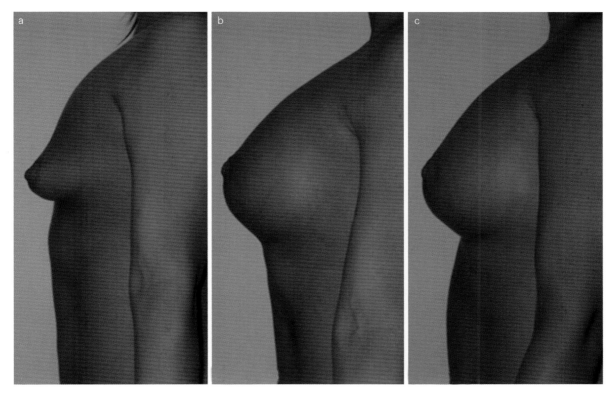

图 5.4 术前（a）。术后 3 个月（b）。术后 12 个月（c）

不对称

不对称的原因可能是多方面的，精准的诊断和治疗方案需要包括胸壁和乳房在内的全面体格检查。乳房不对称与胸壁畸形之间有很强的相关性。脊柱侧凸、胸腔轮廓（凹或凸）、脊柱旋转和胸骨轮廓（漏斗胸、桶状胸）等特征会极大地影响乳房的形状和对称性。此外，原乳房形状或体积不对称也是潜在的原因。因此，注意到这些特征并引起患者的重视是至关重要的，这将影响最终的效果和对称性。必须让患者明白的是：并非所有的不对称都可以矫正，医生能努力做到的是改善这些不对称而不是完全矫正。外科医生需要全方位地考虑，例如使用不同的假体尺寸（X、Y 和 Z 轴），通过切除或抽脂进行乳房体积调整、脂肪注射和不同的皮肤囊袋调整术，以及使用补片来解决这些具有挑战性的问题。

病例分析

女性，27 岁，未曾生育（G0），减重 18 kg（40 磅）后身体比例改变，乳房出现萎缩（图 5.5）。体格检查显示，右乳较大，但左乳上极较为突出，乳房相对较宽而垂直高度和胸部上极较短。双乳的形状

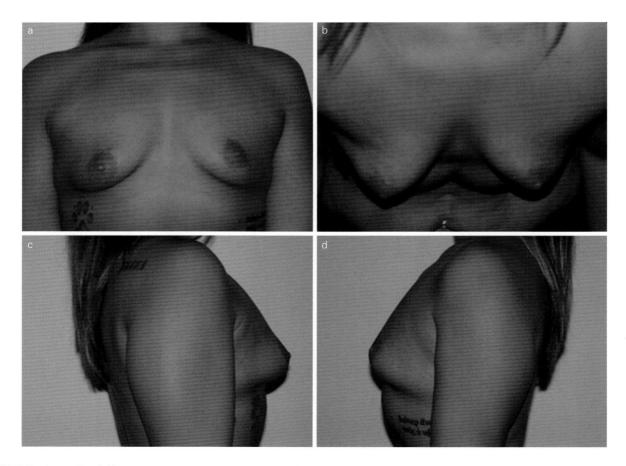

图 5.5 （a ~ d）术前

不同，右乳基底较窄而左乳基底较圆，右乳 2 级下垂而左乳 1 级下垂，右乳 IMF 比左乳高 0.5cm，左乳头比右乳头高 1cm。此外，患者还存在脊柱侧凸，左肩较高。

在比对过尺寸后，因患者上胸距离较短且患者追求双乳自然的外观而选择了水滴形假体而不是圆形假体。鉴于上胸部的凸起和乳房投影的不对称，我们为双乳选择了不同的假体体积，只增加左侧 Z 轴长度，而双侧 X 和 Y 尺寸保持一致（右：12.5cm/11.6cm/4.6cm，320mL；左：12.5cm/11.6cm/5.1cm，335mL）。

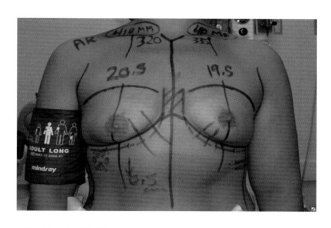

图 5.6　术前设计

患者行胸肌后隆乳术，右乳采用 II 型双平面（基底狭窄），左乳采用 I 型双平面。根据计算，IMF 切口位置应低于原始 IMF 位置，且右侧切口进一步下降 0.5cm，以改善两侧的垂直差异（图 5.6）。放射状松解组织也有利于进一步扩张下极。环乳晕乳房固定术使乳头乳晕复合体更对称，也使乳房看起来更圆润。

术后 14 个月随访显示，乳头位置、形状、投影的对称性明显改善，比例良好，假体腔稳定（图 5.7）。

病例分析

一名 21 岁未曾生育（G0）的女性，因乳房不对称、上极体积偏大且下垂（a lift）计划行乳房整形术（图 5.8）。她的乳房在青春期后出现了明显的不对称。她更喜欢左乳佩戴胸罩后的体积和丰满的乳房上极。体格检查显示，双乳 3 级下垂，左乳大于右乳。此外，腋窝皱襞和尾部脂肪过丰满。

患者有两个治疗选择。一是可以选择右乳隆乳联合乳房固定术，左乳仅行乳房固定术，这样可以改善体积的不对称，但同时也可能加重双侧形状的不对称；二是可以选择通过吸脂术和直接切除部分组织来缩小左乳以平衡体积，然后用与右乳相同的假体进行双侧隆乳和乳房固定术。最后患者选择了第二种，并进行了腋窝抽脂术。右乳尺寸测量显示，凸度为 4.0cm 的 300mL 的假体最有利于达到体积的对称性（图 5.9）。所以最后为双乳选择了 X、Y 和 Z 轴分别为 12cm/12cm/4cm 的 310mL 的光面圆形低凸度硅凝胶假体，以实现乳房上极丰满。选择低黏度假体是为了降低瀑布样畸形的风险，因为乳房下极有大量腺体组织时，黏度更高的假体可能更容易发生瀑布样畸形。

在手术过程中，左乳通过吸脂术减掉了 225mL，这明显改善了体积不对称性。用同样的假体行双侧胸肌下隆乳术后，她的左乳仍然稍大一些。在乳房固定术中进一步调整体积，去除了另外 40g 的组织。

术后 10 个月的检查显示，乳房形状和体积对称性较好（图 5.10），但可以看到为了减少愈合过程中的皮肤张力，沿乳房纵轴有一些残留色素的乳晕皮肤。

图5.7 术前（a～c、g）。术后（d～f、h、i）

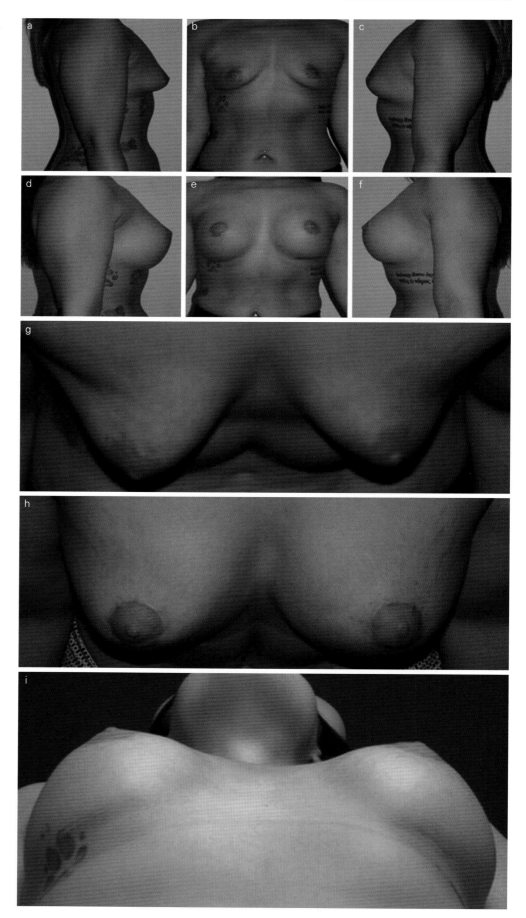

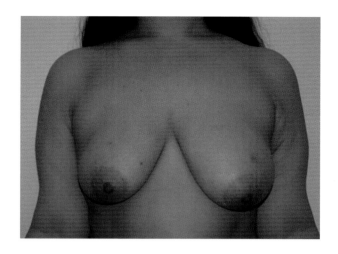

图 5.8　术前

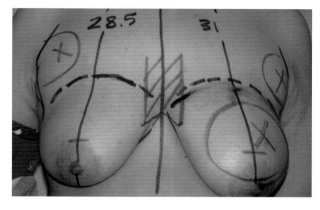

图 5.9　术前设计

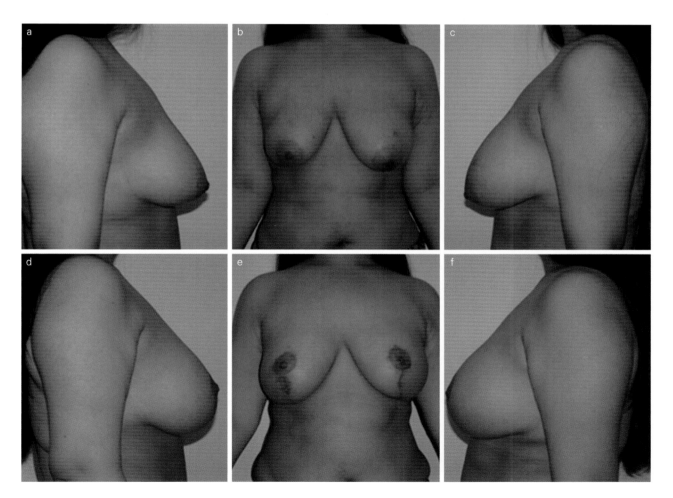

图 5.10　术前（a ~ c）。术后 10 个月（d ~ f）

假体腔过大或假体移位的再次手术

假体的重力作用与周围支持结构支撑的不匹配会导致继发性畸形和假体移位。对于韧带和皮肤条件差的患者（例如：产后、老人、体重减轻后），假体重量超过其组织所能承受重量的患者，期望缩小假体的患者，以及外科医生过度解剖假体腔时最容易发生这种情况。解决这些问题的方法是重新调整假体腔的尺寸并减少周围组织的张力，必要时可考虑额外的软组织加固。

无论是因为现有假体腔对于新假体太大需要缩小，还是因为假体腔过度牵拉导致假体移位，处理方法都是一样的。最安全和最有预测性的方法是采用二期手术，首先移除先前的假体，维持数月以使假体腔和软组织适当收缩，从而为新的假体创造足够紧致的囊袋。此外，如果想要改变假体的大小和形状，那么移除假体后可以进行更精确的术前尺寸测量。如果现有的假体是生理盐水假体，那么外科医生可以通过抽出囊袋内生理盐水达到同样的目的。不过，这种方法需要患者接受延期重建，或者通过计算调整假体腔来完成一期手术。

病例分析

患者女，29 岁，计划行二次假体整形手术。既往行双侧胸肌后隆乳术，植入 350mL 生理盐水假体，之后患者怀孕了两次，产后发生了乳房萎缩。由于是光面假体且周围软组织薄弱，假体发生了横向移位。患者计划将假体更换为稍大一点的硅凝胶假体，使乳房上极更加丰满且不会横向移位。

体格检查显示，患者假性乳房下垂，伴有软组织萎缩、乳房上极欠丰满和假体外侧方移位（图 5.11）。

局麻下取出生理盐水假体（图 5.12）。3 个月后利用现存收缩的假体腔行双侧隆乳手术，术中使用毛面、圆形基底的水滴形假体（375mL，11.9cm/11.9cm/5.7cm），这样可获得更好的假体腔稳定性和乳房固定效果。或者，如有必要，可以使用光面圆形假体联合脱细胞真皮基质（ADM）或补片加固假体。术后 1 年的复查显示，患者乳房比例得到改善，上极丰满，皮肤包膜缩小，假体腔控制良好（图 5.13）。

一期手术纠正假体移位的计算方法

如第一章所述，乳房由纤维组织带（周围韧带）和筋膜支持系统（SFS 和 Cooper 韧带）支撑。光面假体受重力影响，站立时会向下移动，躺下时向侧面移动。乳房的支持结构越薄弱、假体越重，移位的风险就越高。假体发生移位表明，其所处的软组织支持系统不足以提供良好的支撑环境来承受假体的重量，这会导致假体腔周围的内外部组织不受控制地扩张。因此，处理这样的问题需要采用另一种思路。值得注意的是，即使是具有较高摩擦系数的毛面假体也可以表现得像光面假体一样，尤其是在被双倍的囊袋包绕的情况下。

在处理过多的包膜组织时应该想想以下问题：包膜是"敌人"还是"朋友"？如果它是"敌人"，它应该被去除，但如果它是"朋友"，则应利用它的优点。

处理移位的方法（图 5.14）包括 5 个部分：①双平面强化包膜瓣调整假体腔；②烧灼处理包膜，

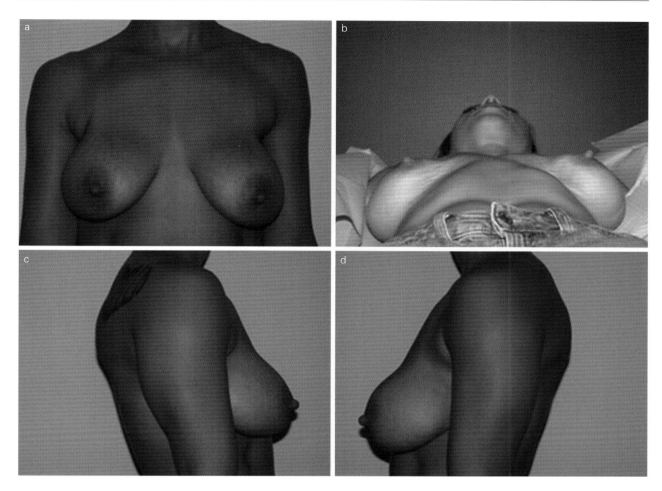

图 5.11 术前（a ~ d）

以封闭无效腔并加固修复；③替换为毛面假体，以减少假体移位 / 异位（见第一章关于影响摩擦力和假体腔稳定性的因素，$F=\mu N$），或使用光面假体联合补片 /ADM 进行侧面 / 下方加固；④在假体腔内部愈合期间，持续使用支撑性胸罩 6 个月，以减少假体腔侧方和下方的张力；⑤对于复发性假体异位，无论假体的表面类型如何，以上方法均需注意且联合补片或 ADM 进行加固。

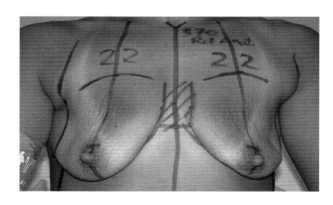

图 5.12 术前设计

手术技巧

术前规划时应根据患者的解剖学结构和意愿选择合适的假体形状和大小，以便符合新假体腔的尺寸。以下是治疗假体侧向和下方移位的方法。

图 5.13　术前
（a ～ c、g）。术后
（d ～ f）

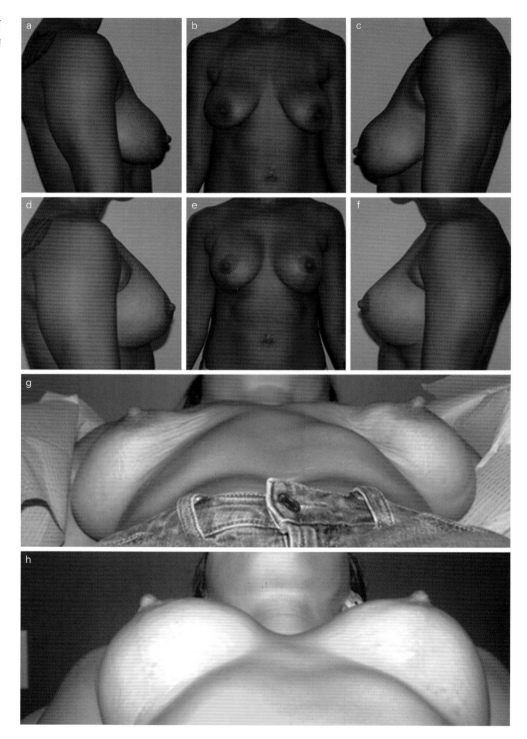

外侧移位

术前标记时，患者取站立位标记假体的横向范围（假体的 X 轴）和垂直范围（假体的 Y 轴）。在术中暴露出假体腔后，使用注射器针头经皮将假体外侧线标记到外侧包膜（图 5.15a）。将该线进一步标记到胸壁外侧（后侧包膜）作为假体所需的外侧范围（图 5.15b）。用直尺从内部测量假体腔的理想宽度，进一步验证假体腔的宽度（图 5.16a）。在后方包膜的设计上采用以外侧为基础的矩形策略，其中横径为假体的 X 轴，纵径为假体的 Y 轴。使用稀释的局麻液对皮瓣区进行注水分离，在包膜瓣的 3 个侧面将包膜切开后将包括前锯肌筋膜在内的皮瓣从前胸壁提升到连接点（图 5.16c）。

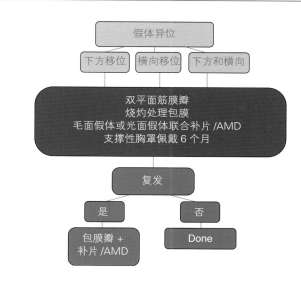

图 5.14　处理移位的方法

沿着先前经皮在包膜外侧标记的假体外侧线行包膜切开术。利用单极电刀（Marina Medical）的热收缩作用收缩外侧包膜基底和外侧包膜切开处之间的多余包膜（图 5.16b）。这一操作不仅可进一步缩小假体腔，还有利于两个包膜层的黏附。将包膜的前缘和侧囊切开处用多根尼龙线（0–Neurolon）缝合

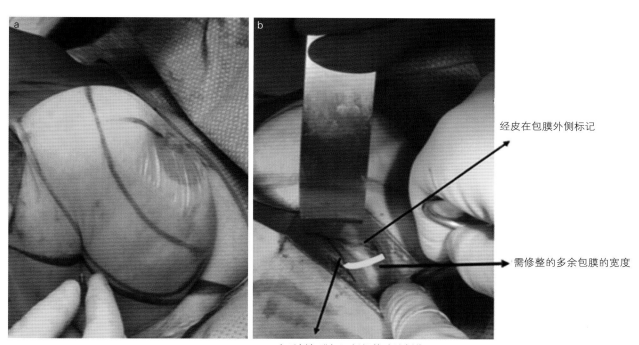

经皮在包膜外侧标记

需修整的多余包膜的宽度

在后侧包膜标记新假体腔外侧位置

图 5.15　用注射器针头经乳房外侧皮肤标记假体到外侧包膜的宽度（ X 轴）（a）。将乳房外侧皮肤标记的乳房宽度（ X 轴）投影至假体腔内，并标记至包膜囊外侧和后侧（b）。黄色线标记包膜多余的宽度

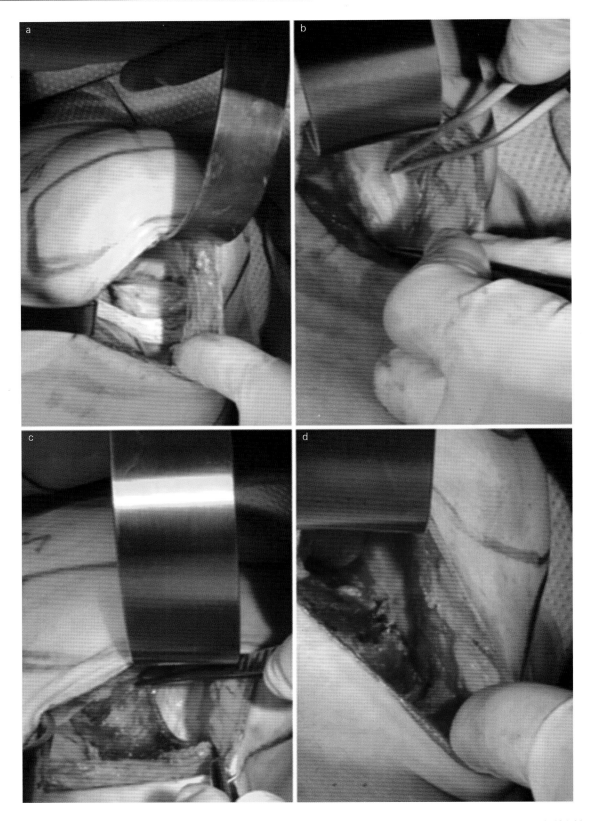

图 5.16 确认假体腔宽度可匹配假体 X 轴（a）。热烧灼多余的外侧包膜以减少无效腔，促进黏附（b）。建立外侧包膜瓣应包含前锯肌筋膜，以保证血供（c）。根据经皮穿刺的标记位置将外侧包膜瓣缝合至新假体腔外侧。缝合应避开最大张力处（d）

乳房整形：
乳房填充、调整及重建的综合评估及整形

Shaping the Breast：
A Comprehensive Approach in Augmentation, Revision,
and Reconstruction

主编
（美）基亚·莫瓦萨吉（Kiya Movassaghi）
主译
吕　青　谭秋雯

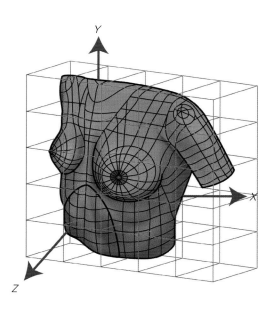

北方联合出版传媒（集团）股份有限公司
辽宁科学技术出版社
·沈　阳·

©2023 辽宁科学技术出版社。
著作权合同登记号：第 06-2017-287 号。

图书在版编目（CIP）数据

乳房整形：乳房填充、调整及重建的综合评估及整
形 /（美）基亚·莫瓦萨吉（Kiya Movassaghi）主编；吕
青，谭秋雯主译 . —沈阳：辽宁科学技术出版社，2023.7
ISBN 978-7-5591-3009-9

Ⅰ . ①乳… Ⅱ . ①基… ②吕… ③谭… Ⅲ . ①乳
房—整形外科学 Ⅳ . ①R655.8

中国国家版本馆CIP数据核字（2023）第089809号

出版发行：辽宁科学技术出版社
　　　　　（地址：沈阳市和平区十一纬路25号 邮编：110003）
印 刷 者：辽宁新华印务有限公司
经 销 者：各地新华书店
幅面尺寸：210 mm × 285 mm
印　　张：9.25
插　　页：4
字　　数：260千字
出版时间：2023 年 7 月第 1 版
印刷时间：2023 年 7 月第 1 次印刷
责任编辑：凌　敏
封面设计：刘　彬
版式设计：袁　舒
责任校对：闻　洋

书　　号：ISBN 978-7-5591-3009-9
定　　价：148.00元

投稿热线：024-23284363
邮购热线：024-23284502
邮　　箱：lingmin19@163.com
http://www.lnkj.com.cn

此书献给我的父亲——医学博士 Amir-Houshang Movassaghi。他的善良、对他人的关怀，以及对医学的热情指引了我人生的道路。他对个人潜力孜孜不倦地挖掘成为我恒久灵感的来源。他的座右铭是："当你热爱你的工作时，你就不是在工作了。"我亦深以为然。

　　此书献给我深爱的两个儿子——Nima 和 Aria。他们带给我无尽的快乐，让我成为一个更好的人。

　　此书献给我最好的朋友——我的妻子 Niloo。她是我永远的伴侣，她给了我智慧、力量、安慰、支持和忠诚。她那如流水般无时无刻不在的爱包围着我，也让她遇到的每个人的生活变得丰富多彩。每每因为写书至深夜回家时，总会有人在那迎接我。

　　此书还要献给我的患者，是他们的信任给了我用手术来帮助他们的神圣机会。能够参与到他们的外科治疗之中我深感荣幸。

Kiya Movassaghi

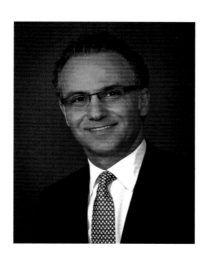

Kiya Movassaghi，医学博士
整形外科
美国俄勒冈健康与科学大学
美国俄勒冈州波特兰

编写《乳房整形：乳房填充、调整及重建的综合评估及整形》这本书源于我在住院医师和后来的执业外科医生阶段在乳房手术方面产生的遗憾。由于缺乏明确的引导以系统地学习乳房手术的基本原理，因而难以获得最佳的手术效果。尽管已有大量关于乳房手术的出版物，但我觉得仍缺乏一类易于上手且将所有手术过程整合在一起的图书。通过观察、手术经验的积累和设备的更新，我的乳房手术方法已经从让乳房"丰满"演变为"塑造"乳房了，这也是本书最根本的出发点。

本书第一章广泛且深入地介绍了乳房整形手术的最佳流程。它向读者介绍了一个成功的乳房整形手术应该包括患者访谈、体格检查、生物维度规划、手术标记、手术操作以及术后护理。第二章在第一章内容的基础上系统性地梳理了隆乳固定术，这是乳房整形手术中最具挑战性的手术之一。第三章介绍了在乳房手术中日渐重要的自体脂肪移植术，重点强调复合隆乳术。它为读者展示了可以通过自体脂肪移植实现的可预期的逼真效果。第四章讨论了乳房重建这一进展迅速的领域，内容涵盖了异体乳房重建和自体乳房重建，并提供翔实的参考资料。第五章汇集了在前四章中介绍的所有原则，并将它们应用于非常具有挑战性且常见的病例中。此外，本章还介绍了一些操作小技巧。

没有一本教科书可以如此广泛地对乳房整形重建进行百科全书式的梳理。本书旨在为各层次的医生提供有用的基本信息，以有利于自我修正和学习。本书主编根据各位作者的经验、热情和教学技巧邀请他们撰写相应的章节。你会发现他们是各自领域的领军人物。能与这群敬业的老师和外科医生一起工作是我的荣幸。我希望您的患者将从他们的努力中受益。

Kiya Movassaghi

美国俄勒冈州波特兰市

致谢

我有幸在哈佛联合整形外科项目中跟随非常优秀的整形外科专家学习。他们教会了我批判性思维技能，并总是鼓励我突破整形手术的极限。我要特别感谢 Joseph Murphy 博士（已故）、Francis Wolfort 博士（已故）、Robert Goldwyn 博士（已故）、James May 博士、Michael Yaremchuk 博士、Elof Eriksson 博士、Joseph Upton 博士、Julian Pribaz 博士和 John Mulliken 博士。我也十分幸运地有机会向马萨诸塞州总医院的一些传奇的颌面外科医生学习，特别是 Walter Guralnick 博士（已故）、Bruce Donoff 博士和 Leonard Kaban 博士。

此外，本书是在我两次拜访瑞典斯德哥尔摩 Charles Randquist 博士的基础上完成的。他非常亲切，是乳房手术领域的远见卓识者。

最后，感谢我的美学伙伴，他们为我的世界带来了活力、亮点和新想法，并在此过程中帮助我提高了技能和感悟力。

Kiya Movassaghi

译者序

爱美之心人皆有之，向往美、追求美是人的本性使然。乳房外形美是女性人体美的重要组成部分。随着人们对自身形态美的需求日益增加，业界诞生了一个"年轻"而"古老"的学科——美容整形外科，它的出现不断地提升人们的生活质量和自信。

随着社会文明的进步，健康人群在乳房外形提升上投入越来越多的关注；同时，随着乳腺疾病发病率的逐年增加，乳腺癌外科治疗时或治疗后的乳房重建，已逐渐成为乳腺专科医生的家常便饭，并且还在其中扮演了关键的角色。乳腺癌的综合管理不再仅仅是单纯的病理疾病治疗，而是要在肿瘤安全的前提下尽量恢复患者的生理和心理健康，乳房美学的完美维护和重建是患者心理健康的重要保障，会给患者带来自信、愉悦和良好的家庭及社会的回归感。

整形外科医生需要有高超的技术和丰富的经验。目前已有大量的关于乳房手术的图书，而对于乳房整形领域的初学者，仍缺乏提纲挈领的、以精悍短小的文字引导读者快速入门的读物。本书广泛且深入地梳理乳房整形和重建的最佳流程，以独立章节分别介绍了隆乳术、隆乳固定术和自体脂肪移植术的美学优化方法，以及乳房切除后乳房重建手术的美学优化策略，特别是还辅以众多具有挑战性的真实病例，详细地阐释了关键技术细节的临床应用，让人豁然开朗。

本书源自整形外科领域经验丰富的领军人物，他们以深入浅出的文字对乳房整形、重建领域进行百科全书式的介绍。翻译本书不仅需要较高的医学英语水平，还需要对乳房整形外科有充足的知识储备。尽管我和我的团队能力尚有欠缺，但是有赖于30余年的临床经验积累和勤奋认真的学习态度，我们终于顺利地完成了本书的翻译工作，在此感谢所有在本书翻译过程中给予我们指导和帮助的专家同道，感谢我的团队成员！同时，由于东西方文化及语言表达差异和个人手术习惯的差异，在本书翻译中可能有些不妥之处，希望读者们甄别、思考，并赐予批评指正。

希望这本书可以帮到每一位在乳房整形、重建领域不懈追求的同行。

四川大学华西医院乳腺疾病中心　吕青

成都

主译简介

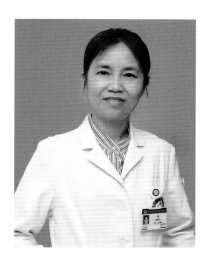

吕青，女，1963 年出生，1985 年毕业于华西医科大学医学系。主任医师、博士和硕士研究生导师，首任四川大学华西医院乳腺外科主任，现任四川大学华西医院乳腺疾病中心学科主任。精业不息、务实温暖，深受患者喜爱。擅长乳腺疾病的早期诊断及鉴别诊断、乳腺肿瘤的区域淋巴结个体化治疗、腔镜辅助乳腺肿瘤无痕化手术及个体化乳房重建，为风靡全国的华西单孔非溶脂乳腺腔镜技术之路的开拓者。长期从事乳腺癌预防与乳腺疾病和人群乳腺健康智能化管理及组织工程软组织修复的基础研究，发表专业论著 70 余篇，SCI 40 余篇。第十一、十四届中共四川省委、四川省人民政府学术和技术带头人，四川省医师协会、医学会乳腺专业会长及主委，中国医师协会及中国抗癌协会相关专委会常委等。曾荣获四川省妇联"三八"红旗手、省医药卫生系统先进个人、四川大学十佳医德奖及优秀医务工作者、四川大学华西医院院级先进个人、华西临床医学院最受学生喜爱的研究生导师等荣誉。

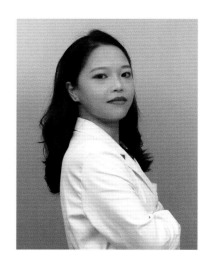

谭秋雯，女，1989 年 11 月出生，四川大学华西医院乳腺疾病中心乳腺外科医生，临床医学博士，生物医学工程博士后，四川大学硕士研究生导师。《中国修复重建外科杂志》青年编委、《中华乳腺病杂志电子版》通讯编委、《中华生物医学工程杂志》中青年编委。四川省医师协会第一届乳腺专业分会秘书兼青年委员会委员、四川省女医师协会乳腺疾病专业委员会委员兼秘书、中国抗癌协会肿瘤标志专业委员会肿瘤多学科诊断协作组委员、长江学术带乳腺联盟委员。

译者名单

主　译

吕　青　谭秋雯

参译者（以姓氏拼音排序）

贺　涛　四川大学华西临床医学院

焦怡乐　四川大学华西临床医学院

吕　青　四川大学华西医院

谭秋雯　四川大学华西医院

邬　昊　四川大学华西医院

徐　莉　四川大学华西临床医学院

周　宸　四川大学华西临床医学院

编者名单

Louis P. Bucky, MD Bucky Plastic Surgery, Ardmore, PA, USA

M. Bradley Calobrace, MD, FACS CaloAesthetics Plastic Surgery Center, Louisville, KY, USA

University of Louisville Division of Plastic Surgery, Louisville, KY, USA

University of Kentucky Division of Plastic Surgery, Louisville, KY, USA

Jenna Cusic, MD Aesthetic Surgery Fellow, Movassaghi Plastic Surgery, Eugene, OR, USA

Chet Mays, MD CaloAesthetics Plastic Surgery Center, Louisville, KY, USA

University of Louisville Division of Plastic Surgery, Louisville, KY, USA

Kiya Movassaghi, MD, DMD, FACS Clinical Assistant Professor of Plastic Surgery, Oregon Health & Science University, Portland, OR, USA

Movassaghi Plastic Surgery & Ziba Medical Spa, Eugene, OR, USA

ASAPS Endorsed Aesthetic Fellowship, Eugene, OR, USA

Maurice Y. Nahabedian, MD Department of Plastic Surgery, Virginia Commonwealth University–Inova Branch, McLean, VA, USA

Kevin J. Shultz, MD Upstate Plastic Surgery, Greer, SC, USA

James M. Smartt Jr, MD Bucky Plastic Surgery, Ardmore, PA, USA